# Marcus Wawerzonnek:
# Marionetten der Liebe

Die tagtäglichen Manipulationen
im sexuell-emotionalen Bereich



Knaur

# *Inhalt*

# *Einleitung*

»Liebe, das ist in uns drin. Von Gott gegeben.«
»Liebe, die spüre ich, darüber muß ich nicht nachdenken.«
»Liebe, das habe ich mir während meiner ganzen Ehe immer gewünscht ...«
»Solange ich mit meiner Frau Sex habe, fühlt sie sich auch geliebt ...«
»Ein Leben ohne den Menschen, den ich liebe, kann ich mir nicht vorstellen ...«

Der eine spürt die Liebe, dem anderen wird sie von Gott eingegeben, der Dritte wünscht sich die Zuneigung das ganze Leben vergebens, der Vierte spielt mit Selbstmordgedanken nach dem Ende einer Liebesbeziehung. Sehnsüchtig wird auf die hingehauchten Worte »Ich liebe dich« gewartet. Sie werden mit mehr als mit Gold aufgewogen. Mit dem Einsatz, sich fast bedingungslos abhängig zu machen, die eigenen Bedürfnisse, Wünsche und das Werden der Persönlichkeit hintanzustellen, um ja die Liebe nicht zu verlieren. Erst recht dann, wenn diese Liebe nicht nur in Worten, gemeinsamem Essen, Weggehen und kleinen Aufmerksamkeiten besteht, sondern auch Sexualität im Spiel ist. Etwas Schönes, vorher vielleicht nie Erlebtes, Vertrauen, Fallenlassen, Intensität, Sicherheit der Zuwendung. Wir lieben aber nicht, wir manipulieren andere und uns entsprechend der Mechanismen, die wir gelernt haben. Mit Gefühlen, Zuwendung und Sexualität. Jeder von uns. Geständnisse oder Aufdeckungen hierzu sind ebenso unerwünscht wie die bittere Wahrheit, einer in der Masse derer zu sein, die unter dem Deckmäntelchen der Liebe ihre eigenen Kinder, Eltern, Verwandten und Freunde an diversen Manipulationsfäden heranziehen, bestimmen und dominieren. Je nach persönlichem Vorteil wird ein bißchen mehr an der Marionette gezupft oder ein bißchen weniger.

Da überschwemmen Sexratgeber und Liebes-Bestseller den Markt der verletzten Seelen. Beim einen lieben die Frauen zu sehr, beim anderen lassen die Männer lieben. Hier sollen die Frauen schuld an der Liebesmisere haben, dort das starke Geschlecht. Polaritäten entstehen oder werden bestätigt: »typisch männlich, typisch weiblich«.

Dies sind Vorurteile, die uns nur vor eigener notwendiger Veränderung schützen sollen. Wir sind Menschen — Wesen, die nach Sicherheit, Bestätigung und Lust streben und aus Angst in Abhängigkeiten flüchten. Unabhängig von unserer Geschlechtszugehörigkeit. Trotz auch heute noch unzähliger Versuche, menschliches Verhalten, Fähigkeiten, Eigenschaften und Marotten aus den Genen, unserer Erbinformation, zu erklären, gibt es eine unumstößliche Tatsache, deren Beweis wir selbst sind: Jeder Mensch ist zu jedem Zeitpunkt seines Lebens fähig, sich zu entwickeln, zu verändern und neu zu konstruieren. Nicht durch die unterschiedlichen Chromosomen von Herrn Meier, Herrn Müller oder Frau Schmidt, sondern durch das eigene Bewußtsein, durch unsere Wahrnehmung, unsere Reflexion und unser Denken.

Ziel und Aufgabe dieses Buches ist das Erkennen; die Aufklärung und Information darüber, in welch einem raffiniert gestrickten Netz von Zuwendung und Ablehnung, von Lüge und Wahrheit wir uns von Geburt an befinden und wie wir uns daraus lösen können. Schaffen wir dieses Heraustreten aus unserer Persönlichkeit nicht, sind wir anfällig für jede Form der Abhängigkeit, besonders für emotionale und sexuelle.

In den meisten Sachbüchern geschieht diese ›Aufklärung‹ durch eine trockene Sprache, komplizierte Argumente, Erklärung von Theorien und eher langweilig zu lesenden Passagen. Auch wenn es ungewöhnlich ist, wurde hier einer Mischung aus liebevoll-ironischer Provokation, Sachinformation und Aussagen von Betroffenen der Vorzug gegeben. Einen an sich harten, verletzenden Sachverhalt liebevoll-ironisch über- oder unterzeichnet darzustellen, hilft dabei, ihn an sich heranzulassen. Schmunzeln oder gar ein Lachen über eigenes oder fremdes Fehlverhalten ist immer besser als böse, voller Haß oder verbittert zu sein.
Der Titel »Marionetten der Liebe — Über die tagtägliche Manipulation im sexuellen und emotionalen Bereich« mag dazu verführen, eine sensationslüsterne Beschreibung von Hörigkeit und Partnerfixierung aufgrund sexuell-»perverser« Praktiken mit pikant-erotischen Details und nachfolgender Willenlosigkeit zu erwarten.
Eifersuchtsdramen wie »eine verhängnisvolle Affäre«, wo aus Angst, die sexuell-emotionale Zuwendung zu verlieren, Straftaten bis hin zur Selbstaufgabe inszeniert werden, können wir jeden Tag in der Boulevardpresse nachlesen. Frauenmagazine, ob mit konservativem oder progressivem Touch, breiten die Wonnen sadomasochistischer Macht- und Ohnmachtsspiele aus: verknüpft mit dem Resultat des genüßlichen Blickwinkels des Objektives, das die gefesselten und sich vor Erwartung windenden Körper schwarz-weiß auf den Film bannt. Ein paar Seiten weiter gibt es das Designerkleid, Auto, Reisen, Essen und Trinken: alles Dinge, von denen wir abhängig werden können. Ob wir es schön finden oder nicht, hängt von unserem Bewußtsein ab, den *eigenen* Bewertungen. Ich kann mich gegen Zärtlichkeiten wehren, sie unangenehm finden, weil ich die Nähe mit diesem Menschen und seine Zuneigung nicht will; ebenso gut kann ich fast »alles dafür tun«, um Zärtlichkeiten

von einer Person zu erhalten, weil ich fälschlicherweise meine, nur sie sei dazu fähig und nur mit ihr könne ich dieses Erleben haben. Gleiches gilt für jegliche sexuelle oder emotionale Handlung. Ein Macht- oder Ohnmachtspiel, zu Unrecht mit Sadismus und Masochismus gleichgesetzt, kann genauso zur Abhängigkeit führen wie ein Streicheln oder die Minimalzuwendung des wöchentlichen Beschlafens oder ›mal Ranlassens.‹

Aus der Einengung unserer Persönlichkeit und des Horizontes durch das bisher zumeist negativ Erlebte sind wir zu statischen Marionetten verkommen, die so lange pinocciohaft erstarren, wie sie ihren Augen kein Leben zugestehen. Eine Öffnung nach innen und außen, Sehen, Vergleichen, Reflektieren und Handeln tut not.

Wir stürzen uns mit dem »interessierten Pfui-Effekt« auf Geschichten offensichtlicher sexueller Abhängigkeiten, die zugedeckten alltäglichen eigenen Manipulationen in unseren »Liebesbeziehungen« und Verhältnissen aber lassen wir nicht an uns heran, dabei ist der Mechanismus der gleiche. Voyeure werden nicht enttäuscht, denn eine Entdeckungsreise in die eigene Manipulationsfädenzieherei ist allemal spannender als die Darstellung einer Form sexuell-emotionaler Abhängigkeit.

# 1. *Bestandsaufnahme: Geburt und Formung der Marionette in einer alltäglichen Scheinwelt der Manipulation*

Ein Schrei — der erste Laut eines neuen Erdbewohners. Er weiß noch nichts. Das hören zwar die Mütter nicht gerne, ist aber die Wahrheit. Da war er fast neun Monate erst als Embryo, dann als Fötus von warmem Fruchtwasser sanft umspült, um in die Welt hineingeboren zu werden. Das Kind ist die ganze Zeit für die Eltern schon »unser Kind«, obwohl es nichts weiter als ein hilfloses Bündel Mensch ist, unfähig, aus eigener Kraft zu überleben; zum Zeitpunkt der Geburt nach Käseschmiere stinkend, »häßlich« mit runzeliger, sich schuppender Haut. Die ersten Schreie dienen noch dazu, die Lunge mit Luft zu füllen, die nächsten, weil das Kind Hunger hat oder ihm kalt ist. Denn es ist nicht einmal fähig, die eigene Körpertemperatur zu regulieren. Es ist weder gut noch böse, liebt und haßt noch nicht, Aggression, Sexualität und Denken sind noch weit entfernt.

Wenn die Schwester kommt und das Kind nach all den Routineuntersuchungen auf den Bauch der Mutter legt, überkommt sie ein sinnliches Gefühl der Wärme. Sie strahlt und freut sich über die Aktivität ihres eigenen Kindes, welches langsam in Richtung Busen — sprich Nahrungsquelle — robbt. Brutale Täuschung, perfekte Show. Bei jeder anderen Frau oder gar auf einem Kunstprodukt wäre das Kind genauso hinaufgekrochen. Nichts weiter als ein komplizierter Reflex, noch nichts Eigenes.

Ein paar Wochen später wird der Vater zu Hause von einer

überglücklichen Mutter erwartet. Das erste Lächeln des Kindes! Betrogene Welt. Auch diese »Gefühlsäußerung« war kein speziell ihnen geltendes Gefühl, sondern nur ein Reflex, oder wissenschaftlich ausgedrückt: ein angeborener Auslösemechanismus.

Wieder ein paar Wochen später besucht der frischgebackene Opa sein Enkelkind, beugt sich über die Wiege und ist verzückt über die Kommunikation. »Seht ihr, es erkennt mich. Es macht genau die gleichen Grimassen wie ich...« Noch mal falsch. Das Kind imitierte nur spielerisch seine Wahrnehmung, ohne Opas Gefühle auch nur im geringsten nachempfinden zu können.

Ob schwarzes, gelbes, braunes, weißes oder rosafarbenes Baby, alle reagieren zunächst einmal gleich, wären da nicht die sogenannten pränatalen (vorgeburtlichen) Einflüsse während der Schwangerschaft. Im Mutterleib sind wir auf Gedeih und Verderb mit unserer Mutter durch die Nabelschnur verbunden. Wenn sie Ärger hat und gestreßt ist, wird ein Teil des Adrenalins oder anderer »Streßhormone« genauso über die Nabelschnur an das Ungeborene weitergegeben wie der Ausstoß von »Glücklichmachern«, den Endorphinen, wenn die Mutter sich wohl fühlt, sich freut, Urlaub macht oder einen lustvollen Orgasmus erlebt.

Stimmungen der Mutter wie Angst, Freude, Aggression, Liebe, Sinnlichkeit übertragen sich über Körperhaltung, Schreien, Weinen und die bei vielen Gefühlssituationen ausgestoßenen Substanzen — abgeschwächt — auf das Kind. Kettenrauchen, Drogen, Tablettenmißbrauch, Streit, mieses Wetter, Ärger genauso wie die gute Laune bei Sonnenschein, einer bestandenen Prüfung oder der innigen Umarmung mit dem geliebten Mann.

Die Welt des ungeborenen Kindes ist immer eine Teilwelt der Mutter und ihrer Umgebung. Die Japaner haben in ihrem Perfektionsdrang, schon Kleinstkinder zu sogenannten Höchstleistungen zu veranlassen, die musikalische Beschallung während der letzten Schwangerschaftsmonate erfunden, damit das neue Erdenwesen nach der Geburt noch leichter und schneller zu einem kleinen musikalischen Genie wird.

Dennoch sind all diese Einflüsse, vom Streicheln des Kindes durch Berühren des Mutterbauches, das Sprechen mit dem Ungeborenen bis hin zum handfesten Streit, der gehört und durch den Ausstoß bestimmter Substanzen auch ›nachempfunden‹ werden kann, eher schwach und unbedeutend für das Neugeborene. Es kann aufgrund seiner Gehirnstruktur diese Einflüsse nicht so wahrnehmen wie wir Erwachsenen. Während der neun Monate Entwicklung von der befruchteten Eizelle bis zum »Baby« weist unser Nervensystem Strukturen auf, die nur für bestimmte Lebensphasen spezifisch sind und danach endgültig verschwinden. Die Natur scheint hier vorgebaut zu haben. Das werdende Kind wird durch das Fruchtwasser, die Gebärmutter sowie den Bauch der Frau nicht nur körperlich geschützt, sondern auch psychisch — einfach durch den Trick der Natur, das Gehirn des werdenden Kindes noch nicht so zu konstruieren, daß alles wahrgenommen und gespeichert werden kann. Ein Blick in die geburtshilfliche Ambulanz einer gynäkologischen Abteilung zeigt viele Geburten, bei denen das Köpfchen während des Geburtsvorganges gestaucht, gequetscht oder anderweitig verformt wird. Das Neugeborene wird dadurch nicht geschädigt, empfindet auch keinen Schmerz und nimmt den Eintritt in das neue Dasein nicht als ein Geburtstrauma auf. Auch entsteht der erste Schrei nicht aus Schmerz, sondern als Ausdruck eines extrem starken Anreizes zum Atmen — vergleichbar mit dem Schrei, wenn wir beim Umzug die Waschmaschine drei Stockwerke hochgetragen haben, kaum mehr können und nach dem Absetzen die Anspannung ›herausschreien‹, um anschließend tief durchzuatmen.

Es ist eine typisch menschliche Angewohnheit, in andere Wesen unseres Spezies, ob sie einen Tag alt sind oder unsere Eltern sein könnten, Dinge, Gedanken, Absichten und Empfindungen hineinzuinterpretieren, nur weil sie *uns* logisch erscheinen. Das quäkende oder friedlich vor sich hinschlummernde Baby hat weder eine während der neun Monate Entwicklung entstandene tiefe seelische Verbundenheit zur Mutter noch ein unbewußtes Selbst, welches zeitlebens das Kind an die Mutter bindet.

Mit einem Schrei signalisiert das Neugeborene Hunger. Sechsunddreißig Stunden nach der Geburt kann es schon Stimmen unterscheiden, ein paar Tage später erkennt es, ob die Milch von der Bezugsperson kommt oder von einer Fremden. Wahrnehmung und Unterscheidungsvermögen beginnen sich immer weiter herauszubilden. Bei der Nahrung kann es zwischen angenehm schmeckenden süßen Sachen, bitteren und sauren unterscheiden. Bei allen Gefühlen und vermittelten Inhalten aber nicht. Sie werden zunächst kritiklos übernommen. Die perfekte Möglichkeit für die Eltern und Bezugspersonen, das Kind so zu formen, wie *sie* es für richtig halten. Da wird nicht lange hinterfragt, neu dazugelernt oder sich vorsichtig der Vorstellungswelt des Kindes angenähert, sondern aus Bequemlichkeit, Unsicherheit, Angst und schützender Überzeugung drauflos erzogen.
Wir formen unsere Kinder nicht so, daß sie tolle Menschen werden können, sondern so, daß sie in unser Lebenskonzept und die gesellschaftlichen Anforderungen möglichst gut hineinpassen. Sie sind für uns nicht *Subjekt*, demgegenüber wir die Verpflichtung haben, alles Gute und menschlich Positive zu vermitteln, sondern *Objekt* unseres eigenen eingegrenzten Horizontes. Nach der Devise »Was miR gutgetan hat, kann meinen Kindern nicht schaden« fehlt in *jeder* Familie ein

Hinterfragen eigener Positionen und entsprechenden Verhaltens.

Kehren wir zu unserem kleinen neuen Erdenbürger wieder zurück. Er liebt noch nicht, glaubt noch nichts und weiß erst wenig. Aber er speichert fast alles aus seiner Umgebung. Töne, Mimik, Sprache und besonders Gefühle. Als Kleinkind nutzen wir alle unsere Sinne, um unsere Umgebung zunächst zu erfahren, sie dann zu begreifen, um mit und in ihr zu leben. Wir gucken noch jedem Menschen in die Augen mit einer Mischung aus Faszination, Neugierde und Freude. Über Körperkontakt, »Knuddeln« und Zärtlichkeiten kommunizieren wir mit dem anderen und erfahren uns selbst. Beide Formen dieser Verständigung fördern zusammen mit der Entwicklung der Sprache unsere Hirnstrukturen und damit weitere Entwicklung sowie eine umfassendere Wahrnehmung.

Das Fatale an diesem eigentlich positiven Mechanismus, *alles* aus der direkten Umwelt aufnehmen zu können, liegt in der Unfähigkeit des Kindes, darüber zu entscheiden, was gut oder schlecht, richtig oder falsch ist.

Was wird uns da nicht alles an Gefühlen und Stimmungen angeboten, was wir in unserer Offenheit, zunächst alles aufnehmen zu wollen, auch übernehmen: Ängste, Unsicherheiten, Vorurteile, überholte Traditionswerte, Glaubenssysteme, Verbote, Hemmungen, Aggressivität bis hin zu der ganzen Palette der Kommunikationsstörungen der Eltern. Wäre bei uns jedes zur Welt kommende Kind Ausdruck der Innigkeit einer Liebesbeziehung, würde es kaum mit negativen Verhaltensmustern aufwachsen.

Da wir selbst aber von Beginn unseres Lebens an manipuliert wurden, voller Angst, Minderwertigkeitsgefühle und Dominanzstreben sind, haben wir zumeist eine Beziehung, die unter dem Deckmäntelchen der »Liebe« nichts weiter darstellt als eine Kosten-Nutzen-Beziehung. Zwar sitzen wir mit sehn-

suchtsvollem Blick im Kino oder vor dem Fernseher und verfolgen romantische Liebesszenen, in denen sich zwei Menschen finden, weil sie sich einfach nur über die Existenz eines von innen heraus schönen, offenen, interessanten, sensiblen und faszinierenden Wesens freuen, aber unsere Realität ist anders. Nein, wir haben es schon besser als unsere Urgroßeltern, die nur zu oft aus familienpolitischen Gründen verheiratet wurden. Auch müssen wir den Großeltern nicht mehr nacheifern, die zur Verbesserung ihrer Lebensumstände und »damit es die Kinder einmal besser haben werden«, in trauter Rollenverteilung eher funktioniert haben als sich selbst und ihre Liebe zu entdecken und auszugestalten. Und hatten die eigenen Eltern sich nicht wegen des unerwartet einstellenden Nachwuchses verheiratet, Jahrzehnte nebeneinander und nur für die Kinder gelebt ...? Eine Aufzieh- und Zweckgemeinschaft inklusive Schlaf- und Essensplatz. Exklusive Sexualität, die schon lange — trotz gemeinsamen Ehebettes — eingestellt war. Und selbst? Haben nicht die Gedanken der Einsamkeit, des Nicht-mehr-allein-sein-Wollens und die Sehnsucht nach erfüllter Sexualität mit einem interessanten, sensiblen Menschen nicht schon zu diversen Beziehungen geführt, in denen man sich gegenseitig ganz subtil nach Kosten-Nutzen-Aspekten durchleuchtet? Kompromisse?
Und doch scheinen sich all die lieben Verwandten in diesem Jahrhundert geliebt zu haben. War da nicht auf dem Boden der abgewetzte Lederkoffer mit den wunderschönen alten Briefen voller Leidenschaft, Sehnsucht, Wärme, romantischer Gedanken und Verklärungen, der dazu noch mit handgemalten Blümchen verziert war? Das war die Liebe, weil man sich gegenseitig brauchte zur Bewältigung des Alltags. Das war gefährliche Liebe, weil sie unfrei macht anstatt eine Erweiterung zu sein. Abhängigkeit, weil man sich gegenseitig braucht, besitzen möchte, besitzt. Erst ist man das Kind seiner Eltern, dann

der Ehepartner, danach Mutter oder Vater, im Alter entweder allein oder funktionsgerecht verbraucht als preiswerter Enkelerziehungsersatz. Eine unaufhörliche Spirale, wem und wohin man gehört. Und über allem schwebt die Liebe. Und über allem schwebt die Lüge.

Ehe wir den weiteren Werdegang unseres neuen Erdenbürgers verfolgen, sei ein nicht auf Vollständigkeit Wert legender Streifzug durch die heutige Welt des Denkens, Fühlens und menschlichen Handelns erlaubt. Ein flüchtiger und doch genauer, entlarvender Blick hinter die Maske der Freundlichkeit, der Falschheit, der alltäglichen Manipulation.

Wir leben in einem der reichsten Länder der Erde. Knapp sechzig Millionen Menschen mit einem variierenden Ausländeranteil von ein paar Prozent. Wir sind deutsch und wir fühlen deutsch. Uns Germanen gibt es ja auch schon lange. Von jeher ein kämpferisches, aufrechtes Volk. Um sich selbst stark zu machen, haben wir Andersdenkende systematisch verfolgt bis hin zur fast perfekten Ausmerzung. Nur Geschichte oder ein über Erziehung und Tradition in jedem von uns bis heute wirkender Mechanismus?
Leibeigenschaft, Bauern- und Religionskriege, Hexenverfolgung, Kolonialherrschaft, Kaiserzeit mit beginnender Industrialisierung und dem Bedarf an billigsten menschlichen Arbeitskräften, Kommunisten- und Faschistenhatz, Rassenhaß und Judenausrottung. Zig Millionen vernichteter menschlicher Existenzen. Und immer hat irgend jemand »recht«. Da werden Tradition und die Verdienste der Ahnenreihe bemüht, um die eigene Sonderstellung »des Blutes wegen« zu legitimieren. Da wird die Bibel, diese historisch wertvolle Sammlung guten und schlechten menschlichen Verhaltens, so lange von deren Interpreten ausgelegt, bis sie eine Legitimation für ihre Be-

vormundung des Menschen haben. Und wir sind dumm, bemerken gar nicht den Selbstbetrug, sind die ersten achtzehn Jahre unseres Lebens immer in »Liebe, Glaube und Hoffnung« erzogen worden, anstatt daß uns der Weg gezeigt wurde, wie wir angstfrei und souverän unser Leben in die eigenen Hände nehmen können. Jede schmerzhafte Situation, die wir aus unserer eigenen Angst nicht verstehen, sei es der Tod eines Menschen, Trennung, berufliche Schwierigkeiten, Krankheit, eine andere Unsicherheit oder nur Dank: Der schützende Gott ist jederzeit erreichbar. Denn er ist in uns. Hineingepflanzt von den Eltern, regelmäßig gepflegt und gehegt von monoton gestammelten Pflichtgebeten, dem sonntäglichen Kindergottesdienst und im Wechselspiel zwischen Leben und Tod auf jeder Taufe, Konfirmation, Hochzeit und Beerdigung allgegenwärtig.
Eine Welt der Imagination: Gott ist überall, sogar in der Politik. Zwar gibt es auch Zeiten, wo er in der Opposition saß, die meiste Zeit unserer Bundesrepublik Deutschland aber regierte er christlich-sozial mit, nicht zuletzt in Form des Bürgermeisters in Kreis, Dorf und Stadt.
Duldsamkeit und Bestimmung des Lebens als der Segen Gottes. Da werden sogar die Wissenschaft und ihre Methoden herangezogen, um weiterhin Frauen und Männer in ihrem Verhalten zu regulieren. Ob es um die Frage der Verhütung oder der Schwangerschaftsunterbrechung geht, die Ehe, die bis zum Tode andauern soll, anstatt die persönliche Entwicklung der Beteiligten zu berücksichtigen, oder um »Weisheiten« wie: Auge um Auge, Zahn um Zahn. Gottes Wort ist unantastbar und richtig. Andersdenkende werden ausgegrenzt, notfalls wird die Lehrstuhlerlaubnis entzogen.
Und über allem liegt der Schatten eines umfassenden Begriffs der »Liebe«, der künstlich als eine Art Eingebung — ja als Erleuchtung — dasteht, anstatt auch in dieser wünschenswerten Liebe einen langen Lernprozeß zu sehen.

Ob Christentum, Islam, jüdischer Glaube oder japanische Gleichberechtigung von Schintoismus und Buddhismus; in jeder Religion wird der Vertreter, der ihr angehört, bevorzugt. Alle meinen, sie seien die besseren Menschen, das auserwählte Volk mit Recht auf Abgrenzung, Ausgrenzung, Begrenzung. Vor lauter »Erleuchteten« und ausgewählten Völkern bleiben Humanität, Verstehen und Kritik außen vor.

Unsere christlich orientierten Politiker dürfen nicht einmal den Rassismus der Israelis gegenüber den Palästinensern differenziert kritisieren, weil wir uns als Deutsche eine Schuld, Mitschuld oder gar Kollektivschuld an der versuchten Ausrottung der Juden während der Zeit des Nationalsozialismus aufgeladen haben. Da werden im ›gelobten Land‹ Menschenrechte mißbraucht, innerhalb von zwei Jahren hundert unschuldige Kinder erschossen, wir aber fahren dorthin in den Urlaub und lassen uns zudem noch bei jeder sich bietenden Gelegenheit vom Zentralrat der Juden zurechtweisen. Nein, diese Zeilen sind nicht antisemitisch gemeint, sondern gegen eine Bevorzugung oder Benachteiligung einer Gruppe von Menschen aus Glaube, Tradition, historischen Verläufen und Vorurteilen gerichtet. Alltäglichkeit bei uns.

Zum religiösen Glauben gesellen sich Mythen und Aberglauben bis hin zur Wissenschaftsgläubigkeit und dieser unentschuldbaren Naivität, das geschriebene und gesprochene Wort in unserer Informationsgesellschaft ohne kritische Hinterfragung für wahr zu halten. Angehalten, von frühesten Kindesbeinen an Autoritäten — bei den Eltern angefangen bis zum Staat — eher kritiklos anzuerkennen anstatt kritisch zu hinterfragen und zu überprüfen, sind wir an unserer alltäglichen Verdummung und Manipulation letztlich mit schuld. Da haben wir die Chance, uns durch Lesen, Gespräche, Vergleiche und aufmerksame Beobachtung von falschen Zuschreibungen zugunsten einer Annäherung an die Wahrheit zu befreien. Nur, wie sollen wir uns aus der selbstverschuldeten Bequemlichkeit lösen, wenn wir im bisherigen Leben in der Eintönigkeit, im Klischee und im puren »Nachmachen« erstarrt sind? Schweigen, Teilnahmslosigkeit. Ein Hin-und-her-Pendeln zwischen den sicheren Stützen des deutschen Eigenheimes, Garage, Auto, einem durch chemische Keulen von Unkräutern bereinigten Vorgarten mit Zwergengruppe, dem obligaten vierwöchigen Jahresurlaub in deutschen Kolonien von Mallorca bis nach Thailand – Stätten deutscher Gemütlichkeit. Nach systematischer und kontinuierlicher Einschwärzung von Elbe, Rhein und diversen Nebenflüssen, kahlen Bäumen schon in Hügellage, das Ganze angereichert durch Smog und den in Sommermonaten zum Umkippen bereiten Gewässern namens Ostsee und Nordsee wird das sinkende Schiff zumindest für den wohlverdienten Urlaub verlassen. Bereit, eingepfercht in Wohnsilos die scheinbar unversmogte Sonne bis zur Abschuppung der Haut zu genießen. Erst das Japsen nach Sauerstoff, unerklärliches Ansteigen von Allergien und Hautkrankheiten im Urlaub und das eingeschränkte Badeerlebnis wegen des unüberwindbaren Algenteppichs führen zu kurzzeitiger Irritation. Chance zum Reflektieren, Informieren, Nachdenken: über die den Deutschen so vertraute Tendenz zur Massenghettoisierung genauso wie über die fehlenden Kläranlagen am fremden Urlaubsort. »Was geht das mich an?« Chance vertan. Der nächste Urlaub findet einfach ein paar hundert oder tausend Kilometer südwärts statt. So ein Tag, so wunderschön wie heute …

Unentschuldbare Naivität und Bequemlichkeit. In unserer Freizeit berieseln wir uns mit Informationen. Vom leicht lesbaren Boulevardblatt mit den tiefschwarzen, großen Buchstaben und dem roten Emblem über Modezeitschriften, Zeitgeistmagazine bis hin zu den Intellektuellenblättern, in denen die einfachsten Zusammenhänge durch komplizierte Fachsprache für den Normalbürger unverstehbar geworden sind. Seit Jahren werden wir systematisch zugedeckt mit Sensationen aus dem Gefühlsbereich und der Sexualität. Unter dem Deckmäntelchen der Wissenschaftlichkeit, möglichst noch mit einem Dipl.-Grad, Doktoren- oder Professorentitel versehen, werden da die »Forscher« mit ihren Ergebnissen vorgestellt. Die ganze wäßrige Suppe wird noch ein bißchen aufgepeppt durch entsprechende Statistik. Wie es Euch gefällt... Oder besser ausgedrückt: wie es den männlichen und weiblichen Chefredakteuren in die Linie des Heftes und in das eigene Weltbild paßt. Geht ein Thema oder eine Statistik nicht konform mit dem gerade erfundenen neuen Trend, wird flugs zum Telefon gegriffen und eine willigere »Autorität« oder ein entsprechendes »Meinungsforschungsinstitut« gefunden, wobei Willigkeit auch mit Käuflichkeit übersetzt werden kann. Und wir Deutschen glauben brav, was uns vorgesetzt wird. Von Kindesbeinen an im Glauben und mit Autorität erzogen, werden wir zu *formalgläubigen* Menschen. Titel, Wissenschaft, Statistik und die Medien sind die heutigen Götter, die nicht gestürzt werden wollen. Subtile Bevormundung, Meinungsmache, alltägliche Manipulation. Angereichert wird das Informationsmenü durch Horoskope und andere Geschichten aus dem erfundenen Bereich des Übersinnlichen. Windige Ratschläge zu Krankheit und Gesundheit mit noch einer neuen Diät wechseln sich ab mit Sensationsmeldungen, Klatsch und Tratsch, Liebe, Mord und Tod der »Promis« oder denen, die es gerne wären.

Ersatz für Lethargie und Langeweile in den eigenen vier Wänden? Auch für das schlechte soziale Gewissen gibt es in regelmäßigen Abständen etwas zu tun. Es darf gespendet werden. Um noch irgendwelche Regungen im behäbigen Leser hervorzurufen, gibt es immer schrecklichere Bilder von Hunger, Dürre, Krankheit und Tod. Das Geld fließt. Liebe Deinen Nächsten wie Dich selbst — Symptomkuriererei zur inneren Beruhigung. Damit das Schlemmen auch in diesem Jahr an den gesegneten Tagen Spaß macht. The same procedure as every year.

In den höhergeistigen Blättern wird ebenso wie in der Boulevardklitsche auch die vielleicht schon vorhandene Meinung des politisch interessierten Lesers raffiniert gebeugt. Befand man sich gerade noch im Entscheidungsprozeß pro und contra, hatte die Mehrheit schon entscheiden lassen. Des Volkes Stimme — überhaupt nicht überfordert von der neuen historischen Situation der sich annähernden beiden deutschen Staaten — hat laut diverser Blätter sich zu dem so wichtigen Schritt der Wiedervereinigung mehrheitlich entschlossen. Da prangt die Statistik des seriösen Meinungsforschungsinstitutes, und keiner fragt nach dem Parteibuch der Leitung oder des Herausgebers der Zeitung. Nein, das wollen wir nicht wissen. Das dürfen wir auch nicht wissen, wir würden dann ja mündiger werden ...
Das Fernsehen, des Deutschen liebste Freizeitbeschäftigung, ist nicht besser. Gesteuert von oben, indem nicht Leistung und Kreativität der verantwortlichen Macher sondern das richtige Parteibuch und das Auftragsbuch der Werbeeinnahmen zählt, dürfen wir zwischen Konserven, dümmlichen Seifenopern, Horror- und Kriegsfilmen bis hin zu Talkshows wählen, in denen das Ziel der Sendung darin zu bestehen scheint, entweder nichts Interessantes zu fragen oder aber die Gäste gegeneinander so aufzuheizen und anzugreifen, daß die Kommunikation zum Spiegelbild des eigenen trauten Heimes wird ...
Interessante, informative und unterhaltende Sendungen sind rar. Sexualität und Liebe, wie sie sein könnten, werden nicht dargestellt. Anstatt dessen Gesundheitsmagazine mit dem Schwerpunkt Sexualität, in denen sich diverse Professoren über ihre Operationen bei Impotenz und andere lukrative

Symptomverbesserungen ausbreiten dürfen. Im anderen Sender plappert eine Journalistin niedrigsten Niveaus, aber mit lasziv-grazil übereinandergeschlagenen Beinen und einem sich dem absoluten Nullpunkt nähernden Sex-Appeal über die menschlichen Schwächen des Geschlechts- und Liebeslebens. Eine Glosse, eine witzige satirische Sendung? Nein. Sexualberatung, vom Intendanten unterstützt. Viel Blabla, um alte und neue Vorurteile zu verbreiten. Irgendwann gibt es dann das Bundesverdienstkreuz. Und die Nation lauscht fasziniert. Wir kommen gleich noch einmal auf diese wertvollen Sendungen zurück.

Und wir glotzen. Die peinlichsten Moderatoren, geliebt vom Volk und hochdotiert von McDonalds oder anderen Werbeträgern, machen ihre Scherze auf Kosten anderer Leute, spielen sie aus, machen sie aggressiv — fast so wie wir, darum sind es ja auch unsere Lieblinge. Den Schwiegersohn, den jede deutsche Mutter sich für ihre Tochter wünscht. So ein netter, spontaner, junger Mann, der doch in Wirklichkeit seine eigene Unsicherheit nur dadurch kompensiert, daß er andere mit lockeren Sprüchen dominiert. Das uns eingebaute Duckmäusertum verführt zum Mitlachen, was nur wenigen im Hals steckenbleibt.
Ansonsten dominiert auch im Fernsehen neben den obligaten Horoskopen und der visuellen Flucht in das Irrationale die Vermittlung von Ängsten. Ob Eifersuchtsdrama, Krimi, »Psycho«, Raumschiffserien mit intergalaktischen Ausmerzungsversuchen, Kriegsfilme oder das Horrorkabinett vom »weißen Hai« über Zombies und »Alien« bis zum »Omen«. Dazwischen zuckt Rambo, vom Catchen und Boxen unterbrochen. »Immer feste druff« lautet die Maxime. Dagegen hebt die Werbung sich wohltuend ab. Schöne, freundliche, lachende Menschen mit irgendeinem Alkoholprodukt, einer Klamotte, et-

was zumeist Überflüssigem zu essen oder einem anderen Konsumgut. Jugendlichkeit und idealisierte Schönheit der Werbung. Kauf mich — und du gehörst dazu. Sieh mich als schönen Star im Spielfilm, identifiziere dich — und du gehörst dazu. Zur Scheinwelt aus Lüge, zum Schau-Spiel. Nur selten erfahren wir — zumeist erst Jahre nach dem Ableben der »Stars« —, welche menschlichen Wracks wir da vergöttert haben. Frauen, die als Mütter ihre Kinder in den Selbstmord getrieben haben, weil sie auf ihrem Ego-Trip niemand neben sich dulden konnten. Schwäche, die in der Dunkelheit der Privatsphäre ihre Blüten treibt, weil sie in der Öffentlichkeit vermeintlich verschwiegen werden muß. Ein Star muß rein sein, sauber, moralisch integer und stark. Exzesse, Betrug, Haß, Eifersucht, Schikane, Bosheit, Intrigen und schmutzige Wäsche hinter der durch plastische Chirurgie perfekt modellierten Schönheitsmaske. Dazu werden die Nasen gebrochen, das Fettgewebe ausgeräumt und Silikon gespritzt. Teuer, faltenfrei und nach fünf bis zehn Jahren wiederholungsbedürftig. Goldgruben, Traumfiguren, Traumgesichter, Plastik, Kunst-Stoff für Künstler und Modells. Die Narben werden wegretuschiert, die wohlgeformten Brüste wippen im Bild und lassen keinen Gedanken daran zu, wie eigenartig fremd sich in Wirklichkeit die Silikonprothesen anfühlen.

Charisma und Ausstrahlung, die die bisherigen Facetten des Lebens und der individuellen Bewältigung so interessant nachzeichnen, sucht man vergeblich.

Neuester Trend bei Moderatoren und Talkmeistern ist die Ablösung jovialen Väterlichseins zugunsten frecher, jugendlicher Frische. Zeitgeister? Wie es Euch gefällt? Was nutzt das eine wie das andere, wenn es aufgesetzt ist, wenn doch subtile Dominierung anderer stattfindet und die Menschlichkeit mit Stärken und Schwächen auf der Strecke bleibt?

Vergeblich sucht man bei den beliebtesten Moderatoren, den

Blödelbarden und besonders den Volksschauspielern, deren Namen und Gesichter jedes Kind kennt, nach dem Ansatz einer möglichen sexuellen Ausstrahlung. Ob jung, im reifen oder höheren Alter, in ihrer Mimik und Ausstrahlung flimmern uns asexuelle Wesen via Bildschirm ins Haus. Ist es nicht eine Überlegung wert, einmal zu fragen, warum wir voller Freude die glossierten Alltagsgeschichten schmunzelnd und belustigt über uns ergehen lassen, ohne auch nur zu bemerken, daß den Darstellern etwas Menschliches, nämlich die sexuelle Ausstrahlung, fehlt? Namen zu nennen, wäre nicht nur ein Vergehen an der deutschen Seele, sondern auch an der Gemütlichkeit des beruhigenden Fernsehkonsums. Gib ihnen Brot und Spiele, und sie werden brav in ihrer Unmündigkeit funktionieren. Mit der Erfindung der Fernbedienung und dem Hereinlassen der »privaten« Fernsehsender, deutscher Verkabelungstendenz und internationalen Satelliten gibt es unbegrenzte Spielmöglichkeiten. Präzise kalkulierend an dem Bildungs- und Verdummungsgrad der Zuschauer orientiert, strahlen die öffentlich-rechtlichen Sender zur Jahreswende kurz vor zwölf bewegende Bilder feiernder Menschen, untermalt mit sensiblen, auch zum Nachdenken anregenden Kommentaren. Welcher Gleichklang der Seelen! Auch die privaten Sender zeigen ›bewegende, anregende Bilder‹. Auf Kindervamp und Lolita geschminkte, geil stöhnende und sich windende Prostituierte und Pseudomodels mit gespreizten Beinen, die den Blick ungestraft auf ihr rasiertes oder behaartes Genital ermöglichen. Sadomasochistische Accessoires mit entsprechender Kleidung, Reizwäsche, Pumps und herausgestreckten Hintern, die nicht nur jeden Pornoproduzenten auf das höchste erregen würden. Guten Rutsch! Nein, zu früh. Nachdem alle Programme in den Stunden davor Klamotten mit den schon erwähnten asexuellen Volksschauspielern sendeten, wurden die dreißig Sekunden vor dem kalendarischen Beginn des neuen Jahrzehnts noch profitträchtig für eine

Sektreklame genutzt. Dann gab es auch bei der ARD nackte, wippende Busen und stramme Popos, natürlich als Kultur in Form einer Eisrevuevorstellung. Da machten es die Privaten für ihre einfacher gestrickten Zuschauer entsprechend unkultureller. Dümmlich dreiste, immergeile Muttis, deren einzige Bewegung der letzten Jahre — urteilt man nach der Figur und dem ›intelligenten‹ Gesichtsausdruck — im Öffnen ihrer Öffnungen, um Sahnetorte oder andere Dinge aufzunehmen, zu bestehen scheint. Prädikat: besonders frauenfeindlich. Männerfeindlich. Menschenfeindlich. Vom »gelben Haus am Pinasberg« bis hin zu »Gaudi in (oder unter?) der Lederhosen«. Krachledernes Deutschland.

Die Zuschauer werden von vielleicht noch vorhandenen kritischen Einstellungen oder zumindest einer noch als Rudiment vorhandenen Offenheit gründlich kuriert (denke: manipuliert). Hilfe leistet dabei eine fernsehgerecht gestylte Sterilpuppe, die, ausgestattet mit langen, lasziv-grazil übereinandergeschlagenen Beinen, einem künstlichen Barbiepuppen-Sex-Appeal und dem fortgeschrittenen Alter von fünfzig Jahren — eine Gewähr für Eheerfahrung und mütterliche Besorgtheit — unter dem Deckmäntelchen des scheinbaren Verstehens und gespielter menschlicher Anteilnahme ein schier unüberwindbares Netz aus neuen Vorurteilen, eigenen Neurosen und Ängsten über Sexualität und Liebe über die naiv-dummen Zuschauer auswirft. Der hilfesuchende, umschaltende Fernsehkonsument wird leider auch bei den öffentlich-rechtlichen Sendern nicht fündig. Mit hohem Aufwand gedrehte Serien zum Thema Sexualität sind ein Rarissimum, welche zu Recht abgebrochen und ungesendet in der Asservatenkammer ihr Dasein fristen, weil zu viele Moraltheologen, Redakteure und Intendanten neben ihren eigenen ungeklärten Vorbehalten und ungelösten sexuellen Schwierigkeiten sich auch noch dem Parteibuch oder dem politischen Duzfreund verpflichtet fühlen.

Erneutes Drücken der Fernbedienung; es geht noch raffinierter. Eine alteingesessene Gesundheitsmagazinsendung traut sich an das Thema Sexualität heran. Honorige Professoren der Medizin, über Jahre von Multiple-choice- Studium und Pharmafirmen zum Funktionieren erzogen, dürfen sich über Behandlung von Impotenz auslassen. Obwohl bekannt ist, daß achtundneunzig Prozent aller Impotenzformen ihre Ursache in der Persönlichkeit eines Menschen haben, d.h. psychischen Ursprungs sind, dürfen teure Penisprothesen und »Steifmacherspritzen« als die Mittel der Wahl ausführlich vorgestellt werden. Bekannte Nebenwirkungen und Gefahren werden nicht erwähnt.

An die Möglichkeit, das Sexual- oder Stellungsverhalten vielleicht so zu erweitern, daß es nicht mehr auf das steif gewordene männliche Glied fixiert wird, denkt niemand. Lieber auch hier unter dem schon häufig zitierten Deckmäntelchen der verantwortungsvollen menschlich-ärztlichen Hilfe Symptomkuriererei, auf daß in das eigene Säckel auch etwas abfallen dürfte.

Bleibt uns beim Fernsehen noch der Sport, diese faire olympische Disziplin, bei der sich Frauen und Männer, die Besten von den Besten, an Geschicklichkeit, Kraft und Ausdauer messen können. Was für ein Unsinn. Es ist ein Kräftemessen der Marionettenbauer, derjenigen Väter und Mütter, die in trauter Gemeinsamkeit mit Trainern und Sportmedizinern ihre Kinder im Kleinkindesalter systematisch dressieren, immer wieder eine Funktion bis zur sinnlosen Perfektion zu üben. Belohnt wird mit dem Ansporn, noch besser werden zu können, und mit elterlicher Liebe und Strenge. Besser in nur einer Funktion?

Da sitzt dann die halbe Nation vor dem Idol. Ob Tennismaschine auf dem Centercourt, Gummiknochen auf dem

olympischen Schwebebalken, überdehnte Rücken am Reck, deformierte Füße und Hüften beim Ballett, Muskelberge in der Leichtathletik und Nehmerqualitäten beim Boxen, wir huldigen menschlichen Maschinen, zumeist zusätzlich gedopt, emotional verkümmert und beschädigt. Nicht nur im Ostblock, sondern bei uns draußen vor der Tür.
Kommt es zufällig zu einem Interview, in dem in jugendlichem Leichtsinn mehr als die vorher vom Manager eingeimpfte Antwort gegeben wird, erblassen nur die Intellektuellen ob des verzapften Schwachsinns und dem doch sehr eingegrenzten Blickwinkel. Das Volk liebt die sauberen, leistungsbetonten Sportler, auch wenn sie menschlich nicht viel drauf haben, emotional und intellektuell eher verkümmert sind. Da wird dieses Idol noch schnell für ein paar Millionen für eine Werbekampagne einer Bank oder eines Saftherstellers eingekauft, damit die Kunden sich zumindest gedanklich mit ihrem Angebeteten vereint sehen.
Ob König Fußball, Handball, Eishockey oder andere kämpferische Spiele: Zerstörung und Ausschaltung des Gegners oder der eigenen Gesundheit pervertiert die ursprüngliche Idee und die Freude am Wettkampf. Sofern das eigene Körpergewicht es noch zuläßt, wird auf dem eigenen Spielfeld mit Kindern, Arbeits- oder Sportkollegen das große Spiel nachgespielt inklusive Fouls.

Daß in der Politik schon immer manipuliert wurde, scheint nach der Kuba-Krise, Watergate und Barschel-Affäre zum Allgemeinwissen zu gehören. Da erscheinen uns diese Köpfe tagtäglich in allen Programmen, die Lippen öffnen sich und formen doch immer die gleichen Worte. Wer zufällig vormittags die Übertragung einer Bundestagsdebatte einschaltet, bekommt ein klassisches Lehrstück über negative Kommunikation geboten. Da wird offen angegriffen, subtil dominiert, persönliche Häme ausgeschüttet, beleidigt, angegriffen und gekontert. Oder aber es wird mit einer schneidenden Ignoranz über Einwände von Mitgliedern anderer politischer Gruppierungen, denen es doch auch nur um das Wohl und das Gute gehen sollte, hinweggegangen.

Aber warum sollten die Vertreter des Volkes anders kommunizieren als die, welche sie vertreten? Also wird noch mehr geschauspielert und manipuliert. Da gibt es Politikerküsse und Pseudoumarmungen, die nicht nur eine Inflation der zärtlichen Gesten bedeuten, sondern dem Wähler suggerieren sollen, echte emotionale Wärme und Betroffenheit, ja vielleicht sogar Menschenliebe wäre — stellvertretend für die benachbarten Völker — in den beiden Politikerherzen. Politik als Schauspiel mit bitterem Beigeschmack. Politiker als Marionetten der Parteiräson, der verpflichtenden Worte christlich, sozial, frei oder grün, der eigenen Beraterverträge, der Spender der Parteien.

Ob Südamerika, Korea, Afrika, China, Israel, Türkei oder ›draußen vor der Tür‹, wir im- und exportieren fleißig, verdienen uns eine goldene Nase, das Volk freut sich über exotische Früchte, und der Dialog mit den Andersdenkenden wird in den so fernen Ländern mit Wasserwerfern und Tränengas geführt, dann mit Folter , Mundschuß und Meuchelei. Regen sich ein paar Journalisten und Politiker über Menschenrechtsverletzungen auf, wird die Doktrin nationaler Sicherheit und möglicher Zersetzung der Staatsräson, die sogar eine Selbstamnestie zuläßt, als Argument zitiert.

Die sogenannte Weltpolitik spiegelt die Mechanismen in uns und zu anderen perfekt wider. Da verschoben sich unsere Feindbilder vor ein paar Jahren Richtung Orient. Wollte doch da ein Land nicht so funktionieren, wie es dem großen Bruder, der per Satellitenarmada überall über alles Bescheid weiß, in sein wirtschaftliches Konzept paßte. »Fundamentalisten« wurde zum neuen Schimpfwort. Die Begriffe Diskursverweigerer

und Dialogaussteiger fielen immer wieder in Diskussionen. Da kochte nicht nur unsere Volksseele fast über. Unterdrückung durch Glauben! Menschenrechtsverletzungen! Nachdem diverse Staaten ein paar Jahre gute Umsätze mit Waffenlieferungen plus Zubehör gemacht hatten, mindestens eine halbe Million Orientalen mit dem Ajatollah das Zeitliche segneten, bleiben uns für die nächsten Jahre zwei Dinge fest: Gegnerschaft zum Fundamentalismus islamischer Prägung und gutes Geldverdienen beim Wiederaufbau.
Apathie dagegen bei unserem Fundamentalismus: Wo ist unsere eigene Dialogfähigkeit in der Beziehung zum Partner, den Eltern, Kindern und besonders zur Religion?

Wir schmunzelten bei den nichtssagenden Platitüden, die uns vor der Wende von der führenden Riege der DDR via Sender auf den Bildschirm flatterten. Unsere Damen und Herren Politiker sächseln zwar weniger, zeichnen sich aber durch die gleiche Fähigkeit aus, in dem vorgegebenen Zeitrahmen des Interviews so viele bedeutungsleere Worte zu einem ganzen Nichts zusammenzufassen, daß wir nur staunen können. Wir werden in dieser Gesellschaft als Menschen zerteilt. Bestimmte Funktionen werden von uns erwartet, uns zugeschrieben, oder wir werden hineingepreßt.
Als Kinder sollen wir auf das Leben vorbereitet werden und ein Bewußtsein entwickeln für die eigenen Fähigkeiten und den Gesamtzusammenhang zwischen Individuum und der Gesellschaft, in der wir leben. »Unser Kind soll glücklicher werden als wir ...« ist ein Wunsch so vieler Eltern. »Wir führen eine gute Ehe« ist eine Lüge so vieler Eltern.
Zwischen acht und neun Uhr früh ist Arbeitsbeginn, von der Schicht- und Nachtarbeit ganz zu schweigen. Maloche für ein besseres Leben? Tagaus, tagein der gleiche Ablauf, über Jahre, über Jahrzehnte, Über-Lebenszeit, Eintönigkeit, Wiederho-

lungen und Rituale. Ob am Fließband, im Verkauf, als Fahrer, beamtet in der Verwaltung sitzend, Formulare bearbeitend oder als Bauer auf dem Land: langweilige Routine ist die Regel. Selbst Musik am Arbeitsplatz ist in der Regel nicht gestattet, dabei wissen wir seit zwanzig Jahren, daß selbst Kühe einen höheren Milchertrag geben, wenn sie angenehm beschallt werden. Kein Recht für Menschen? Langeweile. Was bleibt, ist die Entwicklung von Gleichgültigkeit, Desinteresse und Teilnahmslosigkeit. Aber wir erfüllen unsere Funktion — tagaus, tagein. Kurze, aber sowohl vom Arbeitgeber als vom Betroffenen selbst einkalkulierte Unterbrechungen, wenn das Magengeschwür, die Depression, die kaputte Bandscheibe oder andere Zipperlein zu stark werden. Pech, wenn der Job in der Entsorgung radioaktiven Mülls, in der chemischen Industrie, im Bergbau oder in der Massenfabrikation angesiedelt ist. Die Berufsgenossenschaften können ein Lied davon singen, wie viele Milliarden DM für kaputt gearbeitete Berufsunfähige pro Jahr ausgegeben werden. Chemie, Lösungsmittel, Schädlingsbekämpfungsmittel, Asbest und Staubsorten (beim Ernten) sind nur ein Teil der Belastungen; Lärm und Druckluft, Arbeiten in Bückstellung, im Knien, Hocken oder gar Überkopfarbeit schädigen genauso wie die Arbeit unter Tage. Und was ist mit den Arbeiten, die andauernde Zwangshaltungen erfordern, z. B. Halte- oder Maschinenarbeiten in vornübergebeugter Stellung mit einseitigen stereotypen Bewegungen? Und was für eine Anstrengung für einen geistig »normal« entwickelten Menschen, seine mühsam aufgebaute geistige Beweglichkeit, Denkfertigkeit, dauernde Aufmerksamkeit und sein besonderes Verantwortungsbewußtsein, die Einstellungsvoraussetzungen für seine monotone Überwachungsfunktion automatisch arbeitender Anlagen waren, nicht jeden Tag einschlafen zu lassen? Ganz zu schweigen von den sogenannten Kreativen, die, um im Wettbewerb mithalten zu wollen, nicht nur unter Zeitdruck — sprich: ständiger nervöser Anspannung — tätig sein müssen, sondern zusätzlich noch den Streß damit haben, ihren Kunden das Produkt zu verkaufen.

Sie alle sind Funktionsträger, deren Lohn eine beschädigte Gesundheit ist, körperlich und seelisch. Aber wir dürfen uns etwas kaufen von dem Lohn für die entfremdete Arbeit.

Zunächst einmal gibt es da den Alkohol, der über vieles am Fließband, auf dem Bau oder in der Redaktionsetage der großen Zeitungen und Sender hinwegtröstet. Unter den Problemen und Gefahren, die nach Meinung der Bürger der BRD das Zusammenleben der Menschen belasten, steht der Alkoholismus hinter Gewalt, Kriminalität, Arbeitslosigkeit und Drogenmißbrauch noch vor der den Fragen der Inflation und der Umweltverschmutzung. Die möglichen positiven Wirkungen des bewußten und kontrollierten Einnehmens von Alkohol werden durch den Mißbrauch überdeckt. Vorsichtige Schätzungen ergeben in der Gesamtbevölkerung ungefähr vier Millionen Alkoholiker. Die Zahlen für sogenannte starke Konsumenten schwanken zwischen zwanzig und siebenundvierzig Prozent (!).

Mit Alkohol werden wir schon als Kind und Jugendlicher konfrontiert. Viele Kinder erleben Vater, Mutter oder Verwandte in euphorischer, freudiger, leichter Stimmung bei wenig Alkoholgenuß und als aggressiv, depressiv oder schreiend und gewalttätig unter Alkoholmißbrauch. Auf Feten, beim Discobesuch und in der Kneipe gilt Alkohol als Stimmungsmacher, an Silvester und zu Geburtstagen und anderen Festlichkeiten fast als Verpflichtung. Um das Problem des einsamen, alleinsitzenden jungen Mädchens in der Discothek genauso vermeintlich zu lösen wie das des ängstlichen, scheuen jungen Mannes, der nicht weiß, wie er das Mädchen ansprechen soll, wird von Eltern und Freunden oft empfohlen, doch ein Bier oder eine Coca-Cola mit Rum zu trinken. Bei Erwachsenen hat sich dieser Mechanismus von Alkoholgebrauch, um eine gute Stimmung zu erzeugen oder eine schlechte in eine bessere umzuwandeln, zumeist schon so festgesetzt, daß der Alkohol ›eben dazu gehört‹. Alkohol, das Suchtmittel Nr. 1 in unserer Gesellschaft, wird so zum integrierten Bestandteil des sozialen Lebens. Alkoholkonsum ist ein erlerntes Verhalten.

Es gilt das Leistungsprinzip. Der einzelne kann aufgrund seiner individuellen Leistung seine soziale Position grundsätzlich selbst bestimmen und ist auch selbstverantwortlich. Unsere heutige, offene Gesellschaft bietet dem Individuum die Chance, sozial aufzusteigen, schließt jedoch auch einen sozialen Abstieg nicht aus.

Hieraus resultiert eine Statusunsicherheit, die bewältigt werden muß. In früheren, statischen und geschlossenen Gesellschaften war der Status des einzelnen gesicherter. Man wurde in einen Stand hineingeboren, den man meistens sein ganzes Leben lang nicht mehr verließ. Sozialer Auf- und Abstieg waren nur in weit geringerem Umfang möglich. Auch die Ehen und Beziehungen waren früher viel statischer — festgelegter — als heute.

Wir vergleichen heute nicht nur die äußeren Gegebenheiten der Beziehung wie den sozialen Stand, das Auto, die Wohnung, das Haus, den Urlaub, die Kleidung, das Essen und das Aussehen, sondern auch die inneren Gegebenheiten der Beziehung wie Partnerschaftlichkeit, Offenheit, tatsächliches Interesse am anderen und die vielen anderen Faktoren, die eine *Liebesbeziehung* ausmachen. Durch die ständige Informationsflut der Medien und durch die Werbung werden wir mit der Möglichkeit einer Liebesbeziehung und entsprechend schöner, lustvoller Sexualität konfrontiert, die wir weder gelernt haben noch (meistens jedenfalls) in der eigenen Beziehung erleben. Das bedeutet, daß wir auch in unseren emotionalen Bereichen gefordert sind, uns entwickeln müssen und — wenn

man es so ausdrücken möchte — auch hier ›Leistung zeigen müssen‹.
Veränderung aber macht unsicher und damit Angst. Haben wir das ›Trinken‹ einmal gelernt, wenden wir es an. Ob Frust am Arbeitsplatz oder in der Beziehung: Erleichterungs- und Konflikttrinken, ohne dabei zu erkennen, daß wir dem Konflikt, unserer eigenen Angst vor Veränderung, damit ausweichen und ihn nicht lösen.
Alkohol wirkt auf das Bewußtsein. Bin ich schlecht gelaunt oder in einer negativen Stimmung, kann ich diese Stimmung mit Alkohol dämpfen, nicht aber die Ursache des Konflikts beheben. Bin ich in einer guten Stimmung und nehme wenig Alkohol (wenn möglich guten Wein, Sekt oder Champagner, da die Aufnahme des Alkohols in die Blutbahn schneller als bei harten Getränken erfolgt, die Gesamtalkoholmenge relativ gering ist und damit sowohl Katerstimmung als auch Erbrechenstendenz geringer wird) zu mir, kann ich meine gute Stimmung erhöhen, da durch den Alkoholgenuß die Wahrnehmung der Reflexion und damit die Wahrnehmung von Ängsten, Normen und Hemmungen geringer wird. Wenig Alkohol, bewußt eingesetzt, enthemmt und öffnet. Viel Alkohol führt dazu, daß der betreffende Mensch grübelt, alles erscheint trist und traurig, er fixiert sich auf einen Gedanken, auf Einsamkeit und Angst; er ist den Tränen näher als der Freude und kann aus diesem Gefühl der Frustration heraus aggressiv oder zutiefst depressiv werden.
Und es wird fleißig verführt und geduldet. Keinem Kind schmeckt Alkohol, aber ›der Krug geht so lange zum Mund bis man bricht ...‹. Jeder Lehrling oder der Student, der nicht mittrinkt, ist anders, ein Outsider, den die Schwachen nicht wollen.
Macht Alkohol stark? Ja, die Vernebelung ist vollkommen. Vorzeitiger Samenerguß oder andere Schwierigkeiten im se-

xuellen Bereich? Null problemo. ›Ruhig ein paar Bier trinken, dann kannst du länger und machst die Alte richtig fertig...‹ Irreführend falsch. Deutsche Duldsamkeit, diesmal bei den Frauen: Da wird periodisch und häufig gesoffen, der stinkende Kuß, der zumeist unsaubere Mann inklusive unsensiblen Beschlafens geduldet. Oder es wird der einfachere Weg des Mitmachens eingeschlagen. Da wird selbst mit dem Trinken angefangen, um sich im wahrsten Sinne des Wortes die Realität erträglich zu trinken.

Und die Arbeitskollegen sagen auch nichts. Wie sollten sie auch, bei den eigenen Abhängigkeiten? Vom Frustfressen bis zu den Psychopillen, die alles so erträglich leicht machen... Und selbst die Intellektuellen, die es eigentlich besser wissen müßten, gießen sich einen hinter die Binde, hochgeistig über das Problem der Drogen philosophierend. Es ist eine eigenartige Gerechtigkeit, wenn die westorientierten Zivilisierten meinen, sie dürften ihre Droge Alkohol in jedes Entwicklungsland mindestens so lange exportieren, bis sich Probleme mit ethnischen Minderheiten, den rechtmäßigen Ureinwohnern oder andere soziale Probleme ›wie von selbst‹ gelöst haben. Wehe aber, wenn andere Länder versuchen, ihre Drogen in unser Land zu bringen. Haschisch, Marihuana und Kokain, deren *Mißbrauch* und nicht Gebrauch bei uns auf ungelöste menschliche und soziale Probleme hinweist, wollen die Herren und ihre Vasallen an den Schalthebeln der Macht bei uns genauso wenig wie im Land der Dollars. Dann lieber einen früheren Verbündeten medienträchtig in einem inszenierten Kriegsspiel als bösen Buhmann und Drogenhändler brandmarken. Was sind schon ein halbes Tausend erschossener Zivilisten in einem kleinen mittelamerikanischen Zwergstaat gegenüber der Angst, Macht zu verlieren, Zivilcourage durch Aufdecken sozialer Mißstände und deren Ursachen zu zeigen oder gar zuzugeben, daß der Herr Politiker, Wissenschaftler, Jurist oder Ver-

waltungsbeamte selbst so viele Persönlichkeitsdefizite hat, daß er einen objektiven Standpunkt nicht einnehmen kann. Absurdität menschlichen, ja politischen Verhaltens.
Nur verantwortungsvolle und selbstkritische Menschen ziehen aus Drogen ohne Gesundheitsgefährdung eine positive Erweiterung ihrer Persönlichkeit. Doch wo sind diese?
Zurück zu unserem Lohn für die uns kaputtmachende Arbeit. Wir können ihn investieren in den weiteren Ausbau multinationaler Konzerne, die uns dafür mit maßgeschneiderten Nahrungsmitteln versorgen. Äußerlich makellose, tiefrote Tomaten mit einer durch genetische Manipulation waschstraßenfesten Haut, damit sie auch unaufgeplatzt im Regal des Supermarktes nach der maschinellen Ernte, Säuberung und Eintütung plaziert werden können. Die entstandene Geschmacklosigkeit wird schnell durch entsprechende Werbung überdeckt nach der schon bekannten Maxime: ›Mehr Schein als Sein‹ und ›Außen hui, innen pfui‹. Perfekt gestyltes Food-Arrangement mit dem tiefroten Touch der Tomate zum Lifestyle-Ambiente und den entsprechend dümmlich-schönen Models, die noch den letzten Hauch von Natürlichkeit verfliegen lassen. Da dürfen wir Honigwerbung mit kleinen, niedlichen Bienchen genießen, die uns vormachen sollen, der Inhalt des Glases habe tatsächlich noch etwas mit Honig aus der Wabe zu tun und sei nicht ein Produkt aus Zucker, angereichert mit Chemie, Weichmachern und künstlichen Geschmacksstoffen. Um die Lebensmittelbehörde und ein paar Öko-Freaks zu beruhigen, gibt man dann noch ein paar Prozent echten Honig in die gelbe Kunstsuppe mit hinein, das fröhliche Bienchen kommt mit einer Wabe auf das Etikett, und fertig ist der Nepp. Hier ein paar Becquerel-Eier in die Nudeln, dort ein paar Hormone ins Kalbfleisch, mit Freude eingenommen im Eigenheim mit Asbestdämmung und dioxinhaltigem Schutzanstrich. Hinwendung zu den ökologiebeflissenen vegetari-

schen Körnerverzehrern? Man kommt vom Regen in die Traufe. Bin ich endlich soweit, mich von dem fettglänzenden, wohlduftenden, gebratenen Fleisch zu entfernen zugunsten von Würstchen, Frikadellen, Schnitzel, Milch und Käse aus Sojabohnen, bin ich doppelt betrogen. Nicht nur, daß jede Geschmacksnuance der eher farblosen Produkte aus der chemischen Küche kommt, nein, auch das Sojaeiweiß ist aus der Bohne mit viel Chemie klinisch rein extrahiert worden. »Wege der Gesundheit«, »Naturprodukt Soja« — so nicht.

Da kaufen wir dann umwelt*bewußt* unsere Alltagsprodukte wie Wasch- und Reinigungsmittel, Shampoo und Lebensmittel in verschweißten Fertigpackungen und Plastikbehältern. Als mündige Bürger achten wir auf Umwelt*qualität* und suchen nach Umweltgütesiegeln oder ähnlicher Information. Ja, da steht es: umwelt*schonend*, umwelt*freundlich*, aus *Liebe* zur Umwelt. Was für ein Mißbrauch, eine Inflation der Worte! Die Belastung der Umwelt bei der Herstellung und beim Verbrennen, Vermodern oder der Zersetzung unserer Behälter, dem Verpackungsmaterial unserer Schokoladenriegel und nicht mehr gewollter Konsumgüter aus Kunst-Stoffen ist einfach aus den eigenen Hirnwindungen getilgt. Denn wir sind zu unserer Umwelt freundlich, lieben und schonen sie. Wir fallen immer wieder auf den Trick von Industrie und Werbung herein, auf diese dehnbaren Gummibegriffe. Kein Wunder, wenn wir in der gleichen Dehnbarkeit die Menschen unserer Umwelt lieben, freundlich sind und ihnen etwas schonend nahelegen. Ein bißchen Zerstörung der Psyche hier und da, aber dafür eigene Bequemlichkeit, wer will es einem verübeln?

Aber des Deutschen Tugend war ja Duldsamkeit und Teilnahmslosigkeit. Wir lügen und betrügen uns und die Umwelt permanent — kein Wunder, daß wir kaum mehr Aktivität entwickeln, um etwas zu verändern. Wir wählen politisch brav, was schon die Eltern für opportun gehalten haben oder aber, um uns brüsk von ihnen abzusetzen, einfach die entgegengesetzte Richtung. Wir klatschen, nicht nur im Fernsehen, brav nach, wenn ein paar Claqueure angefangen haben, auch wenn die Veranstaltung vor Peinlichkeit eigentlich abgesetzt werden müßte. Wir rufen keine Betriebsversammlung ein, um durch gemeinsamen Entschluß unsere Arbeitsbedingungen nicht durch neue Technik, Tapeten oder Räumlichkeiten erträglicher zu gestalten, sondern durch Radio, Musik und die Möglichkeit, auch während der Arbeit miteinander zu sprechen. Das muß weder auf Kosten der Sicherheit noch der Arbeitsproduktivität gehen. Gegen alltägliche Gemeinheiten und Unhöflichkeiten haben wir uns die dritte Tugend Trägheit erworben. Ob Unterhaltung, Straßenverkehr oder die Verkehrsform Sexualität: *Eigene Aktivität* ist verkehrt. Im Reißverschlußverfahren andere Autofahrer einfädeln lassen, dazu noch dickliche Herren in teuren Karossen, nein, wer zuerst kommt, mahlt zuerst. Eine unhöfliche Unterhaltung, einen Streit oder gar Anschreien zu unterbrechen, nein, das geziemt sich nicht. »Das ist deren Sache.« Internalisierte Tugenden des vernichtenden Schweigens.

Diese Schreie aus der Stille verhallen nicht ungehört, aber weggehört; und das gerade bei menschlichen Wesen, die schwächer sind als wir: Kinder, die der Gefahr der Vernachlässigung, der Mißhandlung und des geschlechtlichen Mißbrauchs ausgesetzt sind. Wir sind wie die drei Affen, die nichts sehen, hören und erst recht nichts sagen wollen. Wir helfen den großen Zeitungskonzernen bei ihrer Umsatzsteigerung durch das begierige Lesen von Serien über sexuellen Kindesmißbrauch, Gewalt gegen Frauen, Kinderpornographie und Prostitution. Dieser Zwiespalt zwischen Ekel und Empörung und der doch irgend-

wo faszinierenden Materie taucht immer wieder auf. Aber wir schließen das Fenster, gehen auf der Straße an Eltern, die ihr Kind anschreien und schlagen, vorbei wie am Bettler, am Arbeitssuchenden oder an den sechs Millionen schwächeren Mitbürgern, die unter der Armutsgrenze in unserer Wohlstandsgesellschaft dahinvegetieren. Und das bei achtzig Milliardären im deutschen Land.
Und die mißhandelten Kinder, an denen die Schwäche der Erwachsenen ausagiert wird? Ganz einfach: Sind die entstandenen körperlichen und psychischen Schäden mit Hausmitteln nicht zu heilen oder zu beseitigen und erscheint der Arztbesuch als unumgänglich, werden flugs für die äußerlich sichtbaren Zeichen der Vernachlässigung die Erklärungen der Eltern über schlechtes Gedeihen, wildes Spiel und mehrfache Stürze als Ursache für Verletzungen vom behandelnden Arzt hingenommen. Inwieweit hier die Abhängigkeit des Arztes von den Eltern betreffs der Honorarregelung eine entscheidende Rolle spielt, bleibt genauso im Dunkeln wie die tatsächliche Zahl der betroffenen Kinder.

*Martyrium.* In der Bundesrepublik wird nur etwa jeder zehnte Fall von sexuellem Mißbrauch in der Öffentlichkeit bekannt. Pro Jahr kommen nur etwa fünfzehntausend Fälle zur Anzeige. Ist doch auch der Arzt bei der Entdeckung, daß an seiner kindlichen Patientin eine strafbare Handlung begangen wurde, in der BRD in einer schwierigen Situation. Die ärztliche Schweigepflicht (Paragraph 203 StGB) schützt den persönlichen Lebens- und Geheimnisbereich des Patienten, zu denen auch die Familienbeziehungen gehören. Bei Vernachlässigung, Mißhandlung und auch beim geschlechtlichen Mißbrauch können durch diese Schweigepflicht die Opfer benachteiligt und die Täter, soweit es pflichtvergessene Eltern sind, begünstigt werden. Man kann als Außenstehender dem Kind andererseits auch nicht unterstellen, daß es seine Eltern strafrechtlich verfolgt sehen möchte. Es bleibt die Frage, wie weit ein Arzt aus beruflicher Verantwortung heraus Stellung für das Kind bezieht. Erstattet er, um das Kind vor künftigen noch schwereren Schäden zu bewahren, in eindeutigen Fällen der Vernachlässigung, der Mißhandlung sowie des geschlechtlichen Mißbrauchs Anzeige, obwohl eine rechtliche Verpflichtung vom Gesetzgeber bei uns nicht besteht, oder sind ihm die Beweisschwierigkeiten, der Ruf und letztlich auch die Honorierung wichtiger? Haben Sie noch nichts von den beiden verantwortungsvollen Ärzten gehört, der eine in einer Wohnsiloghettoburg, der andere in einem teuren Villenvorort, die nach einer Anzeige ihre Praxis wegen fehlender Besucher schließen durften? Anzeichen und Schlag-Lichter verschiedener sozialer Schichten, über Menschen, die mit Zuneigungssehnsucht Mißbrauch treiben. Gedanken an Sextourismus frustrierter Malocher und feine Geschäftsabschlüsse unter obligater Hingabe einiger Damen in horizontaler Lage kommen wie von selbst. Aber zur Sexualität später.

*Teilnahmslosigkeit bis zum Tod, aber Neugierde, Klatsch und Tratsch.* Eine Frau wird zusammengeschlagen, ein Kind ertrinkt, Menschen in unserer Umwelt täglich gezwungen. Unterlassene Hilfeleistung schimpft sich diese Apathie, diese mangelnde Menschlichkeit. Da stehen sie: schicke Leistungsträger unserer Gesellschaft, erfolgreich, karrierebewußt, stolz auf das Geschaffene und zur Unmenschlichkeit verkommen; nur fähig, ihre Funktion einzunehmen. Marionetten.

Man lasse einmal das Gedankenspiel zu, unterlassene Hilfeleistung wäre bei uns kein Kavaliersdelikt, welches selbst bei erfolgter Anzeige glimpflich mit Bewährung ›bestraft‹ wird, sondern würde ähnlich geahndet wie ein vorsätzlicher Mord. Ist es kein Vorsatz, wegzuhören, wegzusehen, wegzurennen? Aus

Angst, *wir* wären in der bedrohten Situation und die anderen würden genauso handeln wie wir? Ist das Unmenschlichkeit? Bei wie vielen Kindern, Frauen und bedrohten Männern würde das Schreien, das Flehen um Hilfe verstummen? Wie viele Situationen würden von vorneherein nicht so weit eskalieren, daß Hilfe not tut? Und das nur, weil die Menschen aus der Umwelt — auch Fremde — schon früh höflich eingreifen würden. Menschlich. Was für ein trügerisches Glück, daß uns vor diesem Modell die so geschützte Privatsphäre Schutz gewährt. Also wird eifrig weiter geschlagen, genotzüchtigt, mißbraucht, beschlafen, besessen, psychische und physische Gewalt verteilt — in der Öffentlichkeit und hinter verschlossenen Türen.

*Stichwort Tod.* Angst stellt sich ein, weil nichts mehr ist außer der durch Glaube, Tradition und Angst in uns, auf apokalyptischen Bildern und in Kirchen dargestellten Hölle. Wir könnten alle ein Freudenfest bei dem Ableben eines geliebten und gemochten Menschen feiern, wenn dieser nach einem erfüllten, glücklichen Leben friedlich einschläft. Wir aber sind schon im Leben defizitär, unglücklich, unzufrieden und im Alter dann verbraucht und ausgebrannt von eintöniger Arbeit, Familienzwisten und Ehestreitereien sowie den nicht erfüllten Sehnsüchten nach Liebe, emotionaler Anerkennung und intensiver Sexualität, zumeist degradiert zum kostenlosen Enkelbetreuungsinventar, zur Gartenhilfe und zum finanziellen Notgroschen. Höhergeistige Leistungen werden von den eigenen Alten nicht erwartet, obwohl wir es bei den Nobelpreisträgern, Politikern, Wirtschaftsmenschen und Schauspielern im Fernsehen bewundern. Nein, bei den eigenen älteren Verwandten wird Senilität und Demenz vermutet, oder wie der Volksmund sagt: »Sie wird tüddelig.« So werden die Großeltern mitgelitten, sonntäglich, feiertags und an den Festen des Friedens und der Freude verköstigt und im stillen wird ausgerechnet, wieviel vom zu erwartenden Erbe noch übrig ist. »Wann kratzen sie denn endlich ab?« — Ballast und Bürde, verlorene Würde. Die Eltern werden wieder zu Kindern degradiert, denen man befehlen kann und die froh sein müssen, daß man ihnen Formen der Aufmerksamkeit zukommen läßt. Da wird über den Mund gefahren und dominiert, daß es für jeden Kommunikationsforscher eine Freude ist. Wer nicht pariert, kommt in das Altenheim oder ins Krankenhaus. Das sind Horrorvorstellungen, die gehorchen lassen. Noch schnell wird je ein Blauer für die reichliche Zahl der Enkelkinder gezückt, von der Rente abgespart, um ja noch einen Wert für die Familie zu haben. Kein Wunder, wenn die nicht für voll genommenen Älteren sich eine Zickigkeit und Rechthaberei zulegen, die ein Gespräch erschweren, oder aber immer wieder aus der Mottenkiste der Erinnerungen dieselben Sequenzen hervorholen, um die Umgebung damit zu langweilen. Warum soll Opa nicht immer wieder vom Krieg erzählen dürfen, wenn Vati jeden Sonntag wieder über die technischen Vorteile seines neuen Autos — mittlerweile im zweiten Jahr — philosophiert oder Mutti es schafft, stundenlang über das längst anverdaute Essen sich wiederholend dahingehend auszulassen, was besser gemacht werden könnte. Wo kein Input ist, wird auch der Output fehlen. Unabhängig von organisch bedingten Gehirnkrankheiten (z.B. Alzheimerscher Erkrankungskomplex) wissen wir aus gerontologischen Studien, daß weder die Lern- und Gedächtnisfähigkeit noch die Kapazität des Kurz- oder Langzeitgedächtnisses im Alter einer wesentlichen Veränderung unterliegt. Im Gegenteil: Wir können im Alter ganz neue Fähigkeiten und Potentiale entwickeln. Aus der Fülle der zurückliegenden Ereignisse, Erlebnissen und Erfahrungen sind wir bereit, diese in eine umfassendere Ordnung zu stellen und auch neu zu bewerten: Altersweisheit.

Es bleiben noch ein paar bisher nicht erwähnte Schlaglichter. Der Mechanismus unserer Rücksichtslosigkeit und Trägheit geht immer auf Kosten noch Schwächerer. Erinnern wir uns an den Aufschrei der Nation nach Tiefflugunglücken, die wir live aus dem Fernsehsessel erleben durften. Ein Tiefflugverbot wurde nicht nur von den gepeinigten Anwohnern, sondern — Öffentlichkeitsdruck — auch von den besorgten Herren Politikern gefordert. Flugs verlegte die Nato ihre vierzigtausend Einsätze pro Jahr nach Labrador zu den Innus. Zehntausend Eskimos erleben die Hölle auf Erden. Mit tausend Stundenkilometern in fünfzehn Metern Höhe wird der einsatznahe Tiefflug geübt. Folge: Nicht nur die Wasservögel geben ihr Brutgehege auf, andere Tiere fressen ihren Nachwuchs als Folge einer zu erwartenden Streßreaktion auf, und die Innufrauen bringen zwischen Schlaflosigkeit und Depressionen überwiegend Fehlgeburten zur Welt. Was geht das uns an? Ureinwohner und Primitive... Hauptsache, uns geht es besser.
Apropos Primitive: Sie sind es ja meist *nur*, die in den sonnen- oder kältedurchfluteten Ländern alle Jahre wieder zu Millionen an Hunger und Unterernährung sterben. Große Spendenaufrufe bringen Geld in die Kassen. Nahrungsmittel, Kleidung, ja auch Saatgut und Verhütungsmittel werden davon bezahlt. Eine sich ständig wiederholende Symptomkuriererei findet in der »ersten« Welt statt. Das Unglück an der Wurzel zu packen würde heißen, Information zu exportieren. Aber das kostet nur und bringt kein Geld. So fließen die Spenden wenigstens wieder in den eigenen Wirtschaftskreislauf...

Bleiben wir noch kurz bei dem leidigen Thema Umwelt. Da lassen wir den Rest unserer fossilen Brennstoffe — sprich Öl und Kohle — verbrennen, um damit Energie, Strom und Wärme zu erzeugen. Entsprechend der Gesetze unserer Überflußgesellschaft verbrauchen wir das Zigfache an Energie wie einer

der einen Milliarde Armen aus der dritten Welt. Gemütlich, aber kontinuierlich heizen wir damit die Erdatmosphäre mittlerweile soweit auf, daß es in einigen Landstrichen Australiens keinen Unterschied mehr gibt, ob man sich zwei Stunden unter den angeschalteten Röntgenapparat legt oder ein paar Minuten unter das Ozonloch. Krebs frei Haus, aber Australien ist ja weit weg.
Saubere Energiealternativen sind vorhanden, aber sie gehen in den Interessenkonflikten von Raff-Wirtschaft, korrupten Politikern und begünstigten Wissenschaftlern unter. Da gibt der Staat, unser Vertreter, mal schnell dreißig Milliarden DM aus für die Förderung von Nuklearenergie, aber gerade mal eben siebzig Millionen DM für ein Solarversuchswerk. Unsere Industrie exportiert in Länder, die klügere, weitsichtigere und mutigere Politiker haben, für Milliarden Solarzellenkraftwerke: saubere Energie ohne Entsorgung. Unsere Ururgroßeltern haben das Dach noch mit Reet, Stroh und Erde gedeckt, heute haben wir Keramikziegel, warum nicht morgen ein Dach aus Solarzellen und dafür keinen Smogalarm. »Kein Geld« lautet die Devise, die uns so schön manipulativ an der Nase herumführt. Siebzig Milliarden für ein neues Jagdflugzeug, zehn Milliarden für ein Kernkraftwerk, Folgekosten nicht berechnet.

Da bleibt vielen nur noch die Flucht ins Irrationale. Esoterik, Stimmen von was weiß ich woher. Das Übersinnliche scheint für viele Mitbürger faßbarer zu sein als die hier beschriebenen Dimensionen. Gurus, Mystik und nicht erkannte Scharlatanerie geben sich ein Stelldichein, um auf dem Feld der verletzten Seelen entweder deren Arbeitskraft zu nutzen oder ihr Geld einzusammeln, damit sie als Erleuchtete, innerlich gespeist vom spirituellen Geist, ihre verdunkelte Innenwelt ja nicht wirklich erkennen. Laßt uns gemeinsam und friedlich aus der Abhängigkeit der Familie und der Gesellschaft in die Abhän-

gigkeit flüchten, mehrere Leben zu haben und unsere Seele auf die Wanderschaft in den Weltraum schicken zu können, weil wir Erleuchteten weiter sind als andere… Wir haben es hier mit einer Gemeinschaft der Neurotiker zu tun, die aus dem Gruppendruck der Wesensverwandtschaft zusammenhält, aus purer Lebensangst. Man sehe sich einmal genau die Gesichter der Besucher und Aussteller auf einer Bio-Öko-Esoterik-Messe oder ähnlichen Veranstaltungen an. Man nennt sie Ent-rückte. Zwei Straßen weiter sieht man sehr ähnliche Gesichter hinter den Gittern der Psychiatrie: Ver-rückte. Aus-gerückt sind beide. Gesichter des Leidens, die nur durch Hoffnung auf Liebe und Geliebtwerden den Hauch friedfertiger Verklärtheit erhalten. Ein ähnlicher Gesichtsausdruck ist bei vielen alten, einsamen oder alleinstehenden (auch jungen!) Menschen zu beobachten, die sich enttäuscht und desillusioniert der Tierliebe zugewendet haben. Über das Tier — »mein Putzelchen«, »mein Kind«, »mein ein und alles«, »du bist alles, was ich habe« und »muß Mutti wieder mit dir schimpfen?« — wird die menschliche Liebe diesem widerspruchslosen, dankbaren Objekt, dem Kinder-Ersatz, aufgezwungen. Da werden dem lieben Schnuffi, Purzel und dem Schmusekater die edelsten Sachen mit ›Liebe gekocht‹ und zubereitet und voller Überfürsorge für teures Geld eine Garderobe inklusive Regencape, mindestens ein monatlicher Gang zum Friseur und anderer kitschiger Schnickschnack zur Steigerung des Bruttosozialproduktes käuflich erworben. Und das bei Millionen verhungerter Kinder jedes Jahr. »Das sind Negerkinder. Schwarze Kinder. Die tun mir ja auch leid. Genauso wie die aus Asien da. Die können sich ja auch mal beherrschen. Na ja. Aber so ein schlitzäugiges oder Neger-Kind, na, stellen Sie sich mal die Nachbarn vor. Die schimpfen ja jetzt schon über meinen Purzel…«
Dabei geht es um tiefverwurzelten Rassismus, der sein Symptom auch darin zeigt, daß der Pudel, der Terrier und der deut-

sche Schäferhund jedem Bastard und der Promenadenmischung vorgezogen werden. Da wird dann das schlechte Gewissen durch eine geringe Spende kurz vor Weihnachten für die Fernsehgala der SOS-Kinderdörfer beruhigt. Bundesweit zur besten Sendezeit ausgestrahlt, die in der Versenkung untergetauchten Fernsehlieblinge wieder auf die Mattscheibe gebracht, kommen ›sage und schreibe‹ über zwei Millionen Mark zusammen.
In den nächsten Tagen vor dem Fest werden noch schnell hundertsechzig Millionen DM für Christbaumschmuck verpulvert, eine Woche später fast die gleiche Summe für die Knallerei und die bunte Umweltverschmutzung zur Jahreswende. Und für Purzel, Schnucki und die anderen verfetteten Köter gibt es für ein paar Blaue einen entzückenden abwaschbaren Kunstweihnachtsbaum. Statt vieler langer Spaziergänge, Spielens und Kontakten zu anderen Tieren. Unaufhörliches Dilemma. Kontakt mit anderen Hunden ist schwierig. Da werden Zähne gefletscht, wird geknurrt, zusammengebellt und gebissen, denn das Haustier ist doch auf Herrchen und Frauchen fixiert, so richtig schön neurotisch. Aber auch dafür gibt es jetzt therapeutische Angebote — natürlich für das Tier und nicht für den Menschen. Immer das Symptom kurieren, bitte nicht die Ursache!
Und welcher Mensch geht hin zu dem liebesunfähigen Tierschänder und zeigt ihm oder ihr liebevoll auf, daß zwar jeder das Recht auf eine Beziehung zum Tier hat, nicht aber auf den viehischen Mißbrauch von Katze und Hund, ganz zu schweigen von anderen Gattungen, als Kind-, Partner- und Kuschelersatz. Da kriechen die geschundenen Kreaturen mit ihrem durch Verfettung verschobenen Trägheitsmoment auf kaputten Gelenken mit ihrem wurstigen Körper neben ihren Liebesschindern. Und das ist kein Einzelfall, sondern bundesdeutsche millionenfach bewährte Realität.

Wurde noch etwas Entscheidendes im Kaleidoskop von Manipulation und Selbstmanipulation, Ehrlichkeit und Unehrlichkeit vergessen? Ja, die Übervorteilung, das ›An-sich-Denken‹, das Betrügen im kleinen, was uns den Schmerz über den Betrug der Großen scheinbar erträglicher macht. Ob es die Schwarzarbeit bei zwei Millionen Arbeitslosen ist, mit dem Vati und der Hausmeister sich ein Zubrot verdienen, der Versicherungsbetrug mit den Skiern, der Glastischplatte, dem Autoradio und der Beule, die die Werkstatt preiswerter rundet, als es auf der Rechnung für die Versicherung erscheint, oder die Steuerhinterziehung durch fehlende Angabe des zufälligen Nebenverdienstes oder getürkter Bewirtungsbelege bei den Besserverdienenden … wir alle machen mit. Geben das zuviel herausgegebene Wechselgeld im Supermarkt nicht zurück, sondern freuen uns diebisch — im wahrsten Sinn des Wortes. Das sind nur Streiflichter unseres Verhältnisses zum Staat, zu Konzernen und zur Wahrheit. Argumente, *warum* wir mitmachen, sind schnell gefunden. »Das machen doch alle«, »Die Versicherungen verdienen sich doch dumm und dämlich an uns« und »Der Staat nimmt mir schon genug ab, da hole ich mir eben ein bißchen wieder …« Diesen teuflischen Mechanismus der Unehrlichkeit kann ich, einmal gelernt in materieller Sicht, wunderbar auch in anderen Bereichen meiner Psyche — in den Gefühlen — einsetzen.

Dabei könnten wir so gut denken und fühlen. Wir könnten aus der Fülle der zurückliegenden Ereignisse, Erlebnisse und Erfahrungen heraus bereit sein, diese in eine umfassendere Ordnung zu stellen und auch neu zu bewerten: Altersweisheit, die wir bei vielen von uns und den Repräsentanten vergeblich suchen. Wie privilegiert doch unsere Brüder und Schwestern in der DDR sind, die sich befreiten von den Herren, die nach eigenem Gutdünken und zur persönlichen Bereicherung die

Fäden zogen. Und wo ist unsere stille, gewaltfreie friedliche Revolution, um uns endlich einmal so zu konstruieren, wie es unsere verschütteten Sehnsüchte, unsere Humanität und eine verantwortungsvollere Welt, die auch an morgen denkt, herausfordern? Trotz aller ausgestreckten Fühler ist sie nicht zu spüren. Da kommt dieser leise Verdacht auf, daß manchem Vertreter politischer, wirtschaftlicher und ideologischer Machtstrukturen die Öffnung und der Fall der Mauer sehr gut in den Kram paßt, um durch nach außen dargestellte offenherzige Hilfe nicht nur die Machtstruktur zu vergrößern, sondern auch durch den Jubel abzulenken von der notwendigen Veränderung bei uns. Die Mauer in deren und unseren Köpfen bleibt, der Schießbefehl auch. Sehnsüchte und Humanität untergraben die Diktatur des Konsums, des wirtschaftlichen Fortschritts, des Geldanhäufens auf Kosten anderer. Und wer geht auf die Straße? »Hauptsache, uns geht es wirtschaftlich gut!«

Und in dieser Welt sollen wir lernen können, zu lieben ohne zu manipulieren, wie wir es tagtäglich erleben? Das ist zweifelhaft. Wenn wir schon keine echte, ehrliche und vielleicht sogar zweckfreie Zuwendung und Liebe von anderen bekommen, bleibt ja noch der Schutz der Familie.

## 2. *Die lebenslange Verformung durch die Eltern oder: Das überfällige Gespräch über einen exemplarischen Brief*

Doch wie ist es mit dem Verhältnis zwischen Eltern und ihren erwachsen werdenden Kindern? Meistens verhalten. Auch hier außen hui und innerlich ›pfui‹.

Da werden männliche und weibliche Wesen herangezüchtet, die nach außen hin Ordnung, Sauberkeit, Disziplin und Leistung zum Wohle, Stolz und zur Ehre der Eltern zeigen sollen. Nur wenige Paare sehen die Verantwortung der Erwachsenen darin, daß sie ihr eigenes Lebensziel ihren Kindern nicht aufzwingen, sondern nur anbieten. Das gilt auch für andere Lebensmodelle, die sehnsüchtig Jahrzehnte in einem schlummern und bisher nicht verwirklicht wurden. Anstatt dessen werden die eigenen Kinder auf den beruflichen Erfolgsweg getrimmt, materiell belohnt bei gleichzeitiger emotionaler Verkümmerung. Der Protest gegen die Auffassung, in dieser normierten Glückseligkeit des (späteren) materiellen Besitzes mit Haus, Hof, Garten, Auto und verdientem Jahresurlaub liege der Sinn und die Intensität des Lebens, verhallt ungehört oder wird mit wenigen Sätzen abgetan — von den Eltern, von denen Liebe und Verstehen erwartet und gewünscht wurde. Es kommt zum vorprogrammierten Konflikt, zu einer Verständnis- und Sprachlosigkeit, die von einer Generation zur anderen weitergegeben wird. Flehend hervorgebrachte Sätze wie »Es wird schon wieder alles gut ... wie früher, ja?« bleiben als makabrer Ausdruck des Stillstandes und der Kapitulation vor den Anforderungen des Lebens in Erinnerung.

Diese Erziehung bringt Menschen hervor, die auf der beruflichen Seite durchaus Erfolg haben, andererseits aber mit großen Schwierigkeiten im Selbstwertgefühl und dem emotionalen Bereich kämpfen. Die Realität stellt sich dar als ein unübersehbares Heer alleingelassener, innerlich nach Liebe und Anerkennung ihrer Individualität und Andersartigkeit schreiender Menschen. Doch die Schreie sind unterdrückt, kompakt zu neurotischem Verhalten zusammengebunden. Negative Kommunikation, Rechthaberei, nicht ausreden lassen, sich in den Mittelpunkt stellen, anschreien, schweigen, Dominierung, Aggression, Haß, Eifersüchteleien und Neid sind Merkmale dieses Verhaltens, und mangelndes Verständnis auf beiden Seiten trägt zur Krise bei. Was bleibt, ist der nicht ausgetragene, ungelöste Konflikt. Die Folge: entweder die eben aufgezählten Mechanismen oder die andere Flucht in die Psychosomatik. Dabei wäre es so einfach, eine Verständigung zwischen Eltern und den sich abnabelnden Kindern zu erreichen, welche nicht durch Mißverständnisse oder lang zurückliegende Ereignisse, die eine oder beide Seiten betreffend, verbaut werden darf.

Viele Eltern, die meinen, von den eigenen Kindern geliebt zu werden und gleiches ihnen entgegenzubringen, wissen gar nichts von den Gedanken und Wünschen ihrer Töchter und Söhne. Einem Dritten gegenüber, es sei denn, vielleicht dem Therapeuten (»Was sollen wir denn dort? Wir sind doch nicht krank...!«), wird sich nicht anvertraut. Es könnten ja Informationen aus der Privatsphäre, zumal noch von Verwandten, mißbraucht werden. Familienzusammenkünfte und Festivitäten waren schon immer so angelegt, daß über Geschäftliches, die Kochkünste von Mutti, das Auto von Vati, ein bißchen Tratsch, körperliche Zipperlein, Kindererziehung, Erbschaftsangelegenheiten, Urlaub und peinliche Fernsehgrößen parliert werden durfte. Nie wird über gebrochene Tabus, Intimes, Gefühle, Ängste und den Wunsch, wirklich zu lieben und damit

anerkannt zu werden, gesprochen. Dabei würden doch alle Beteiligten viel mehr voneinander erfahren, wären sie bereit, zu sprechen und zuzuhören. Wie aber soll ein Verhalten in der Familie oder unter »Liebenden« vorhanden sein, wenn es in der Arbeitswelt und im Alltag fast überall fehlt? Erst wenn ich die Denkweisen eines anderen, mir nahestehenden Menschen verstehe, wird es möglich, unterschiedliche, ja sogar entgegengesetzte Vorstellungen und Interessen so weit anzunähern, daß die Beziehung unter Achtung und Respektierung von Individualität sinnvoll zu strukturieren ist.
Wir sind unabhängig von unserer Geschlechtszugehörigkeit ein Volk von Neurotikern und Psychosomatikern, von konfliktscheuen, ängstlichen, verschlossenen Wesen, die in Stimmungen, Depressionen, künstlichem Glücklich-Spielen genauso wie dem ›zu Tode betrübt sein‹ einen Ausweg aus der Lieblosigkeit des Alltags suchen.

Es gibt heute umfangreichere Werke über die schier unübersehbare Fülle psychosomatischer Auffälligkeiten und Erkrankungen als über die positiven menschlichen Ausdrucksmöglichkeiten. Ob Herzrasen oder Magendruck, unlokalisierte Schmerzen oder Kopfschmerzen, das Zuviel an Nahrung oder die Verweigerung, Herz- und Kreislaufbeschwerden bis hin zum Herzinfarkt, Bluthochdruck oder Asthma, entzündliche Darmerkrankungen wie die Colitis ulcerosa, Polyarthritis und Rheumatismus, Schuppenflechte, Ekzeme und Formen der Selbstbeschädigung von Haut und Haaren..., Hunderte von Möglichkeiten, Angst und Streß vermeintlich zu bewältigen. Manche von uns retten aus der Kindheit ihr Bettnässen, Fingernägelkauen, die Befriedigung im süchtigen Essen, ebenso aber auch die Neurodermitis wie die chronische Verstopfung in das Erwachsenenalter herüber — ein Inventar an Reaktionen, das über die Lebenszeit immer weiter perfektioniert werden kann. Mit dem Einsetzen der Pubertät ergeben sich drei neue Felder, in denen sich die irreale Angst austoben darf. Bei den Mädchen die Menstruationsstörungen und der ›Monatsschmerz‹, oft begleitet von depressiven Verstimmungen und psychischem Unwohlsein. Dann der Bereich der sexuellen Störungen oder Schwierigkeiten, von mangelnder Erregung und fehlendem Orgasmuserleben bis hin zur Verkrampfung im Scheidenbereich. Das männliche Geschlecht zeichnet sich durch vorzeitigen Samenerguß und Impotenzformen aus. Kommen beide mit ihren ganzen Defiziten und ungelösten Problemen zusammen, rächt sich die Psychosomatik noch einmal. Das gewünschte Kind, welches über die Kommunikationslosigkeit und Hilflosigkeit beider »Partner« hinwegtrösten soll, will partout — trotz erheblicher kontinuierlicher nächtlicher Anstrengungen — nicht gezeugt werden: Psychosomatik der sterilen Ehe.

Ganz zu schweigen von psychosomatisch bedingten Anteilen bei einer Krebserkrankung, einer Infektion oder Störung des Immunsystems. Sind wir von alledem nicht einmal im Ansatz betroffen, haben wir noch die Möglichkeit, auf Konflikte und daraus entstehenden Streß mit einem undefinierbaren Unwohlsein zu reagieren, das durch ein In-sich-hinein-Horchen und eine gehörige Bereitschaft zur Klage gekennzeichnet ist. Diagnose: vegetative Dystonie. Eine Worthülle der Mediziner, die nichts weiter bezeichnet als ein psychisch-körperliches Unwohlsein, das einer momentanen Unfähigkeit entstammt, Konflikte und Anforderungen der Realität angepaßt zu bewältigen.

Wären Eltern und ihre Kinder doch bloß bereit, miteinander zu sprechen und einander zuzuhören. Wüßten beide Seiten von der *Sehnsucht* nach Zuneigung, Aufmerksamkeit und dem Bedürfnis zu lieben und geliebt zu werden, wären viele Konfrontationen und schier unüberwindliche Positionen genauso

wie das Entstehen von Mißverständnissen und Verletzungen gar nicht erst vorhanden. Je höher der Grad mangelnder Anerkennung in beruflicher und emotionaler Hinsicht seitens der Eltern ist, desto eher ist dieses Kind im Jugendalter oder als Erwachsener für Manipulationen und Abhängigkeiten anfällig.
Dabei ist eine Verständigung so einfach, wenn Bemühungen honoriert und vermeintliche oder tatsächliche Defizite nicht als Angriff formuliert werden, sondern als Frage und Bitte, unterschiedliche Standpunkte aneinander anzunähern. Ob Alexander oder Alexandra, in sich gekehrt oder extrovertiert, mit psychosomatischen Beschwerden oder neurotischen Ängsten, der Weg einer möglichen Annäherung ist der gleiche.
Nehmen wir als Beispiel Alexandra und den folgenden Auszug aus einem exemplarischen Brief, welcher an die Eltern und ihre Tochter Alexandra stellvertretend für jeden von uns gerichtet ist. Auch wenn die Palette der dargestellten psychosomatischen Schwierigkeiten nicht unbedingt im Detail auf jeden zutreffen mag, so ist die Bewußtmachung der hier geschilderten und analysierten Mechanismen wichtig, um Form und Inhalt einer möglichen Annäherung nachvollziehen zu können.

> »Alexandra leidet akut an psychosomatischen Störungen, darunter Zwischenblutungen, Kreislaufstörungen, Schwindel und Herzstiche, die teilweise so stark ausgeprägt sind, daß sie unter akuter Atemnot leidet. Die Wahrnehmung, schon *körperlich* zu einem bestimmten Zeitpunkt ihres Lebens nicht so reagieren zu können, wie sie es gerne möchte, haben dann — zusammen mit ihrem Gefühlszustand — zu depressiven Verstimmungen und zur manifesten Depression geführt. Viele Nahestehende — aber dennoch Außenstehende — haben diese Form der psychosomatischen Beeinträchtigung

nicht mitbekommen. Dies liegt daran, daß Alexandra durch ihr sehr exaltiertes Verhalten ihren *tatsächlichen* Gefühlszustand verdeckt. Ein sicherlich unsouveränes und nicht authentisches Verhalten, das ich hier aber zunächst nicht bewerten möchte, da es *ursächlich* auch mit Alexandras Möglichkeit, sich Ihnen (beiden) *ehrlich* zu öffnen und sich zu verständigen, zusammenhängt. Alexandra beschreibt diesen gefühlsmäßigen Zustand als eine ›Hilflosigkeit‹, sie hat Hemmungen, die eigene Meinung zu vertreten, weil diese Ansichten, selbst auf die Gefahr hin, daß sie falsch sind, von Ihnen nicht *konstruktiv* kritisiert werden (d. h. mit verschiedenen möglichen Handlungen, die auch *ihre* Individualität, Denkweisen, Gefühle und den *anderen* Lebenszusammenhang respektieren), sondern destruktiv. Sie sind ihr gegenüber verletzend, autoritär, doktrinär und apodiktisch (sie dürfe nur so reagieren und handeln, aber nicht anders ...) und erkennen sie in ihrer individuellen Gesamtperson nicht an, akzeptieren und respektieren sie nicht.

Alexandra glaubt, Sie werde so seit langer Zeit (in-)direkt zum Lügen und Verschweigen ihrer tatsächlichen Gedanken ›genötigt‹, obwohl ihr sehnlichster Wunsch eine ehrliche und gleichwertige Verständigung zwischen ihren Eltern und ihr selbst ist.

Zur Zeit ist das Selbstwertgefühl von Alexandra auf einem so niedrigen Niveau, daß sie schon durch Kleinigkeiten aus der Fassung zu bringen ist: Sie weint viel, fällt für längere Zeit in depressive Verstimmungen und hat eine Übersensibilität entwickelt, die ihr eine objektive Verständigung mit ihren Mitmenschen erschwert und sie in ihrer Kritikfähigkeit herabsetzt.

Für ihre somatischen Beschwerden, die sich seit fünf

Monaten in Kieferpressen und damit verbundenen sehr schmerzhaften Verkrampfungen der mimischen Muskulatur zeigen, gibt es keinen organischen Befund; ebenso nicht für die Störungen des Kreislaufes, die Zwischenblutungen und die manifester werdenden depressiven Verstimmungen.

Alexandra wurde darauf hingewiesen, daß die Gründe für ihre Störungen psychischer Natur sind und eine Beendigung dieser Schwierigkeiten nur dann zu erreichen sei, wenn die Einflüsse, die sie psychisch belasten, verändert werden. Nach einem mehrstündigen Vorgespräch entschloß sich Alexandra dazu, in diesem Jahr eine Therapie bei mir durchzuführen. Alexandra weist zur Zeit ein Motivationsdefizit sowie ein hohes Maß an irrealen Ängsten auf, mit denen sie sich nicht nur enge Beziehungssituationen verbaut, sondern auch ihren Umgang mit anderen Menschen — und sich selbst — erschwert.

Alexandra zeichnet sich im positiven Sinn durch die Bereitschaft aus, im Zusammenhang mit ihren Eltern (und deren Denkstilen) eine reale Sicht der Dinge aufzubauen. Dies betrifft sowohl das Verständnis für sich selbst als auch für Ihr Verhalten, Ihre Denkstile und Ihre Erwartungen. Es wäre schön — insbesondere im Hinblick auf den weiteren Gesundungsprozeß Ihrer Tochter, wenn Sie — vielleicht auch durch die Gedanken dieses gemeinsamen Briefes angeregt — diese Bereitschaft zur Verständigung zeigten.

Ich möchte Ihnen zunächst versuchen zu erklären, welcher psychische Prozeß sich bei Alexandra entwickelt hatte, der zu diesen starken psychosomatischen Erscheinungen geführt hat, wieso sie so viel Angst in sich trägt und wie wichtig eine tatsächliche Verständigung

zwischen Ihnen und Ihrer Frau und ihr selbst für den weiteren Prozeß der Gesundung ist. Eltern machen bei der Erziehung ihrer Kinder immer Fehler, genauso, wie Kinder Interessen und Wertmaßstäbe ihrer Eltern oft mißverstehen. Ich habe versucht, Ihnen auf den folgenden Seiten darzustellen, welche Einflüsse in einem Kind und dem späteren Erwachsenen zu Problemen führen, wie Alexandra sie aufweist. Manches ist allgemein formuliert, andere Dinge sind mit Worten bezeichnet, die, wenn man sie sich wirklich vergegenwärtigt, weh tun. Es ist überhaupt nicht beabsichtigt, in irgendeiner Weise Ihnen oder Alexandra eine Schuld zuzuweisen, sondern ich bitte Sie und Ihre Frau ganz herzlich, diese Gedanken aufzunehmen, damit es zu einem größeren Verständnis für Ihre Tochter kommt. Ich habe versucht, die recht komplizierte Materie einfach zu formulieren, und hoffe, daß Sie sie verstehen.
Ich weiß, daß Sie am Wochenende in den wohlverdienten Urlaub fliegen. Ich wünsche Ihnen aufrichtig gute Erholung und möchte Sie beide bitten, sich an einem Tag Zeit dafür zu nehmen, über Ihre Tochter zu sprechen.
Das Erleben und die Erfahrung von Angst gehören zum Wesen eines jeden Menschen und begleiten uns das ganze Leben über in den verschiedenen Bereichen. Die Angst schützt im Alltag vor möglichen Bedrohungen, weil wir zu ihrer Bewältigung Strategien und Handlungen entwickeln, die uns vor Gefahr bewahren. Aus der Erfahrung als Kleinkind, daß die angestellte Herdplatte nicht angefaßt werden darf, da es weh tut, entwickeln wir die schützende Angst vor einem erneuten oder wahrscheinlichen Schmerzerlebnis.
Erleben wir als Kind mindestens in einer Situation kör-

perliche Schmerzen, reicht dies häufig schon aus, um in einem anderen Bereich auf die Warnung der Eltern zu hören — auch wenn eine tatsächliche Bedrohung nicht vorhanden ist. Der gleiche Prozeß betrifft auch die psychischen Schmerzen, die frühkindlich schon dadurch erlebt werden, daß emotionale Zuwendung und Aufmerksamkeit dem Kind vorenthalten oder reduziert werden.

Jeder Mensch erlebt während seiner Kindheit Einschränkungen in dem Drang nach Bestätigung eigener körperlicher und psychischer Eigenschaften. Dies geschieht schon allein deshalb, weil die Personen, die uns erziehen, nicht das Wissen, die Offenheit und die Souveränität haben, jedes Thema mit pro und contra so darzustellen, daß das Kind oder der spätere Jugendliche selbständig entscheiden kann, was für ihn persönlich positiv oder negativ ist.

Erkennen wir, daß das Anbieten verschiedener Handlungs- und Denkabläufe nicht nur dem Kind in seinen Entscheidungsprozessen hilft, sondern auch wir Erwachsene uns durch die notwendige Auseinandersetzung mit den eigenen und andersartigen Denk- und Handlungsstrukturen weiter entwickeln, würde der facettenreiche Kampf des Kindes gegen die Eltern (und umgekehrt!) mitsamt dem Mißbrauch von Macht zugunsten eines ›Miteinander-verstehen-Wollens‹ aufgegeben werden. Aber unsere Gesellschaft ist so konstruiert, daß das Kind immer noch als Objekt angesehen wird und nicht als ein Individuum mit dem Recht auf Anderssein. Somit räumen wir auch als Erwachsene kaum einem anderen Individuum das Anderssein ein; erst recht nicht, wenn es um den tabuisierten Bereich der Emotionen geht — dort, wo alle doch gerne ›gut‹

sein wollen und voller Neid, Mißgunst und Angst das von der Norm Abweichende, das Anderssein, vielleicht sogar das ›Bessere‹ und ›Intensivere‹ vor sich selbst ausgrenzen wollen.

Die ›beschädigte‹ Kindheit verhindert nicht nur die Entwicklung unserer Sinnlichkeit und Sensibilität, sondern auch die Akzeptanz unserer eigenen Gefühle und der anderer sowie die dafür notwendige gegenseitige Aufmerksamkeit und Offenheit.

Offenheit, sich einem anderen Menschen trotz seiner Andersartigkeit vorurteilsfrei zu nähern und partnerschaftlich mit ihm umzugehen, um eine gleichwertige Beziehung einzugehen, wird uns durch unsere Erziehung zumeist systematisch abtrainiert.

Jeder von uns ist mit den Ängsten, Vorurteilen und Normen der Eltern oder Bezugspersonen aufgewachsen und hat sie meistens erst einmal übernommen. Sogar das Schweigen über bestimmte Bereiche, darunter auch und gerade den sexuell-emotionalen, übernehmen wir als eine Information. Spätestens dann, wenn der wiederholte strafende Blick oder die Äußerung der Erwachsenen dazu führen, daß wir ein sexuelles, sinnliches oder gefühlvolles Wort nicht (mehr) sagen oder bestimmte Fragen nicht mehr stellen, greift die Erziehung. Der so ›verschwiegene‹ Bereich wird entweder tabuisiert oder mit Neugierde belegt. Das Thema aber bleibt irgendwie geheimnisvoll, es macht unsicher und ängstlich.

Erst mit zunehmender Reifung sind wir fähig, uns für die Richtigkeit oder Unstimmigkeit dessen, was uns vermittelt wurde, zu entscheiden, nachdem wir unsere ›alte‹ Konstruktion ersetzen durch neue Information.

Häufig reicht auch die Wahrnehmung der Mimik oder

der Tonlage des Sprechers aus, die dem Kind wie später auch dem Erwachsenen ›Gefahr‹ signalisiert. Wird ein Verbot dagegen einfach nur ausgesprochen, ohne daß das Kind einen Vergleich hat oder den Grund hierfür versteht, handelt es oft trotzdem entgegen der Anweisung, auch wenn es sich selbst durch den zu erleidenden Schmerz schädigt. Ein typisches Beispiel ist das Bestreben von Kindern, trotz ausdrücklicher Ermahnung doch in die Steckdose zu fassen. Nichts Glühendes, Stacheliges, Heißes, nur zwei kleine interessante Löcher, und doch soll es ›weh tun‹? Ohne weitere Erklärung ist der unsichtbare Strom zu abstrakt, um angst zu machen.

Jeder Eingriff in die körperliche oder psychische Integrität unserer Persönlichkeit ist für uns schmerzhaft und macht uns damit meist angst. Wir wollen uns weder physisch verletzen noch die über einen langen Zeitraum erworbenen beständigen Verhaltensmuster und Denkstrukturen kritisieren lassen oder aufgeben; selbst dann nicht, wenn sie anderen oder uns selbst falsch erscheinen. Die einzige Möglichkeit, uns vor Verletzung zu schützen, wäre Sicherheit, der Gegenspieler der Angst. Doch was ist Sicherheit?

Sicherheit bedeutet zunächst, in einer bestimmten Situation ein Denk- und Verhaltensrepertoire zur Verfügung zu haben, welches uns erlaubt, so zu reagieren, daß ein hohes Maß an Bestätigung des eigenen Tuns damit verbunden ist. Um dieses Denk- und Verhaltensrepertoire entwickeln zu können, benötigen wir Information; auch solche, die unsere bisher benutzten Verhaltensmuster und Denkstrukturen mit ihrer vermeintlichen Sicherheit ersetzen.

Wir haben als Individuum das Recht darauf, uns Einschränkungen aufzuerlegen und Freiheiten zuzugestehen; von der Freiheit, alleine oder zu zweit zu leben, uns nur nach bestimmten Werten und Normen der Gesellschaft zu richten, ob es Kleidung, Essen, Berufswahl, politische Meinung, Aussehen und Sozialprestige des Partners betrifft, bis hin zu der Freiheit, dem Leben oder dem Siechtum selbst ein Ende zu setzen. Unsere individuelle Freiheit wird da fragwürdig beziehungsweise zum Mißbrauch, wenn die Integrität mindestens eines anderen Menschen verletzt wird. Gefährden wir bei einem Freitod einen anderen Menschen, beispielsweise einen Beifahrer im Auto, ist die Freiheit auf Selbstbestimmung des eigenen Denkens und Tuns nicht mehr legitimiert, da ich in die Selbstbestimmung des anderen unzulässig eingegriffen habe. Wir leben in einer Gesellschaft, d. h. einer Ansammlung von Individuen, die sich gegenseitig durch Spezialisierung des Berufs helfen, ob es die Mutter und der Vater, die Hebamme und der Arzt, der Bäcker und der Bauer, der Lehrer oder Ausbilder, der Klempner oder Architekt, der höher oder geringer Qualifizierte ist. Ohne die Mithilfe anderer Menschen wären wir aller Wahrscheinlichkeit nach nicht am Leben. Würden wir ganz alleine auf einer Insel leben, hätten wir mit Sicherheit auch die Freiheit, emotional zu verarmen. Durch Aufnahme von Beziehungen oder der Möglichkeit des Kontaktes zu anderen Menschen haben wir diese Freiheit schon nicht mehr, da wir den anderen Menschen durch unsere beschädigte und reduzierte Gefühlswelt negativ beeinflussen.

Die Freiheit, für unser eigenes Leben den Stellenwert unserer Gefühle und der Sexualität auf ein gelegentliches physiologisches Abreagieren zu beschränken, hört da auf, wo wir mit diesem Verhalten andere einschränken. Nehmen wir an, ich habe mich wegen einer Enttäuschung oder der Angst vor erneuten psychischen Schmerzen meinen Freundeskreis über Jahre hinweg aufgegeben. Neben dem Fernsehen, einsamen Spaziergängen, einem Hobby — dem Sammeln von Briefmarken — gelegentlichen Besuchen eines Freundes oder Verwandten besteht kein großer Austausch mehr mit den Gedanken und den Gefühlen anderer Menschen. Ich merke zwar, daß mir etwas fehlt, besonders wenn ich im Fernsehen gefühlvolle Szenen in den Seifenopern oder Liebesmelodramen mitbekomme, aber entweder schalte ich zum Sport um oder mache meine zynischen oder hämischen Bemerkungen über die Liebesromanzen und die Gefühlsduselei. Über die Jahre stelle ich immer mehr die Kommunikation zu Kollegen und alten Freunden ein, ich verständige mich nicht mehr mit ihnen und verstehe sie auch nicht mehr. Mein Lachen wird seltener, wenn überhaupt, lache ich über andere, aber nicht mit ihnen. Die Leute in der Nachbarschaft nehmen mich so, wie ich bin, ein eigenartiger, in sich gekehrter und menschenunfreundlicher Kauz. Meine Mimik und meine Ausstrahlung verändern sich, und ich mache auf meine Umwelt einen abweisenden, uninteressierten und kalten Eindruck. Ich schränke durch dieses Verhalten viele Menschen ein. Mag es ein Kind sein, welches auf mich zugeht und dem ich nur noch mit aus Unverständnis und Angst sich ergebender Schroffheit begegne, ein freundlicher Arbeitskollege, der sich Gedanken über mich macht, oder eine Frau, die an mir interessiert ist. Durch meine emotionale Verarmung reagiere ich auf Interesse und Zuwendung falsch und unsensibel und schränke damit nicht nur mich durch die fehlende Möglichkeit der Bestätigung ein, sondern auch den anderen in seiner emotionalen Offenheit.

Bin ich zudem noch in einer Beziehung, Ehe oder Partnerschaft, verliere ich noch mehr die Freiheit, den Stellenwert meiner Gefühle, den ich für mich alleine mit einem bestimmten Recht vielleicht verringern darf, bis auf eine emotionale Verarmung zu reduzieren, weil ich meinen Partner damit unzulässig einschränke.

Eine Auseinandersetzung über Gefühle bedeutet ein immer intensiveres Entdecken von sich selbst und dem anderen, ein Suchen nach Übereinstimmungen, neuen Gedanken, der Faszination über das mir gegenüber sitzende oder sich in meinen Armen befindliche Wesen mitsamt seiner Verletzlichkeit und seinen Stärken. Gefühle mitteilen bedeutet Kommunikation, bedeutet das miteinander Verständigen ohne die Notwendigkeit, vermeintliche Stärke durch typisch männliches oder weibliches Rollenverhalten erreichen zu wollen. Findet eine intensive, gefühlvolle und nicht durch Machtkämpfe eingegrenzte Verständigung statt, hat diese Form der positiven Kommunikation auch Auswirkungen auf den Alltag. Das Interesse dem anderen Menschen gegenüber ist so stark, daß auch außerhalb der Momente, wo Gefühle offen zugelassen werden, der Versuch nach Verständigung stattfinden wird. Ob es das Gespräch beim Frühstück, die Anteilnahme an beruflichen Dingen oder im Haushaltsbereich ist oder ein Interesse, Anhören und Akzeptieren einer politischen, kulturellen oder die Alltäglichkeiten, Kinder und die Erziehung betreffenden Meinung. Ist dagegen die Bedeutung und der Austausch von Gefühlen für eine oder beide der an einer Beziehung beteiligten Menschen gering, teilen die Menschen über sich selbst auch insgesamt weniger mit.

Sie sitzen beide einsam am Frühstückstisch oder beim Abendbrot, erzählen, wenn überhaupt, Belanglosigkeiten und dominieren den Partner wegen ihrer eigenen, oft auch innerlich erkannten Schwäche, anstatt dem anderen durch einen Blick in die Augen oder eine die Berührung suchende Hand die eigene Hilflosigkeit, Unzulänglichkeit und das Bedürfnis nach Bestätigung zu zeigen. Gerade durch das Eingehen einer Beziehung ergibt sich für jeden der Beteiligten eine Verantwortung sich selbst, dem anderen *und* der Beziehung gegenüber.

Angst ist ebenso wie Sexualität beim Menschen nicht von einem Trieb abhängig, sondern ist eine Struktur, die jederzeit verändert werden kann. Fast jedes Kind kennt die Angst vor dem dunklen Keller, obwohl dieses Gefühl eigentlich unsinnig ist. Aber die Geschichte vom ›bösen Mann‹, irgendwelchen ›Geistern‹, die Warnung oder das Verbot der Eltern vor dem Betreten des Kellers, die in Wirklichkeit das Kind nur nicht an die eingemachten Marmeladengläser lassen wollen oder Angst davor haben, irgend etwas könnte kaputt gemacht werden, führen fast zwangsläufig zur Angst vor dem Keller, vor dem Dunklen, dem Geheimnisvollen. Die Angewohnheit vieler hilfloser, bequemer oder gestreßter Eltern, ihre Kinder zur Strafe in das dunkle Zimmer, die Abstellkammer oder den Keller zu sperren, führt zusätzlich zur Entwicklung von irrealer Angst vor Dunkelheit, dem Keller und dem Allein- und Verlassensein. Die Bedrohung ist aber nur scheinbar. Erkennen wir zu einem späteren Zeitpunkt unseres Lebens, daß wir in der Realität keine Angst vor dem Keller, der Dunkelheit oder irgendwelchen imaginären Geistern zu haben brauchen, können wir die Angst auflösen bzw. unser Handeln ändern.

Viele Eltern teilen sich aus eigener Angst oder auch aus der Bequemlichkeit, sich Gedanken über sich selbst zu tabuisierten Themen, wie z. B. über den Gefühlsbereich machen zu müssen, ihren Kindern nicht mit. Sie begreifen nicht, daß sie damit ihrem Kind die Chance nehmen, als Jugendlicher und später als Erwachsener unbelastet und offen den in unserer Gesellschaft so wichtig gewordenen emotional-sexuellen Bereich der Persönlichkeit zu entwickeln.
Immer wieder wird nicht nur von Frauen in Interviews oder Therapiesitzungen beklagt, daß sie selbst oder der Partner nicht fähig sind, Innigkeit und die Annahme der Person durch Worte wie ›Ich liebe dich‹, oder andere zärtliche Bezeichnungen zu fühlen und auszudrücken. Wer einmal einem Kind gegenüber das Gefühl von Liebe empfunden hat, und aus der Freude und Faszination über die kleine, so andere Person mit deren Neugierde, Offenheit, Spontaneität, mit der Suche nach Aufmerksamkeit und Bestätigung und dem großen Maß an möglicher Verletzlichkeit seine Zuneigung und den Ausdruck der Geborgenheit durch ein Streicheln, In-den-Arm-Nehmen und die Worte ›Ich liebe dich‹ ausdrückt, wird über die Resonanz erstaunt sein. Das Kind nimmt die Gefühle, Stimmungen und auch die Bedeutung der Worte ›Ich liebe dich‹ als etwas Besonderes, sehr Intimes und als persönliche Zuwendung auf und gibt sie den Eltern, sofern es diese sprachlich-emotionale Zuwendung auch erfahren hat, mit den gleichen Worten und einer Mimik der Augen und des Mundes wieder, die nicht nur das Besondere, die Tiefe, Freude und Geborgenheit widerspiegeln, sondern auch das Vertrauen und die Einzigartigkeit eben gerade dieser Beziehung. Es ist faszinierend und bedrückend zugleich, Erwachsene zu beobach-

ten, wenn sie mit fremden Kindern auf einem Fest, Geburtstag oder einer Hochzeit konfrontiert sind. ›Ach, wie niedlich goldig die Kleine ist‹; Koseworte, suchende, nach Berührung lechzende Hände, der Wunsch, die Kinder in und auf den Arm zu nehmen sind durchweg die ersten Reaktionen. Nette, aufmerksame und liebevolle Worte zwischen diesen Paaren aber hört und sieht man genauso selten wie Zärtlichkeiten und sinnliche (nicht sexuelle) Berührungen.

Wie soll ein erwachsener Mensch seine Vielfalt an Gefühlen denn auch sprachlich und gefühlsmäßig ausdrücken können, wenn er es in seinem Elternhaus nie oder kaum erfahren hat? Wenn seine Kindheit überwiegend durch die Tugenden der Vernunft, Disziplin, Ordnung und Korrektheit geprägt war? Diese ›Tugenden‹, verbunden mit der mit ihnen eigenen ›emotionalen Kühle‹, schließen einen Austausch von Gefühlen und Zärtlichkeiten, die damit verbundene Ungezwungenheit, Nacktheit, Freiheit und Spontaneität aus.

Enttäuschung und Frustration bei den Eltern, die ihr Kind und ihre Partnerschaft nicht als Ausdruck der Innigkeit der Liebesbeziehung begreifen, führt dazu, daß sie sich als lebenslängliches Opfer ihrer ehelichen Pflichten sehen. Alles, was mit den Bereichen der positiven Gefühle und der Sinnlichkeit zu tun hat, wird entweder desillusionierend oder tabuisierend an das Kind weitergegeben. Die Tochter wird vor den bösen Männern gewarnt; Sexualität wird mit dem Hinweis auf die Gefahr einer verfrühten, ungewollten Schwangerschaft verteufelt. Dem Sohn werden die Ideale einer beruflichen Karriere eingeimpft, bei der alleine schon aus Zeitgründen eine zu intensive Beschäftigung mit Gefühlen und mit einer Frau nicht sinnvoll sind.

Die emotional unbefriedigende Ehe der Eltern wirkt auf die heranwachsenden Kinder wie eine Zweckgemeinschaft ohne Lust und Freude. Fast alle Eltern halten es für ihre unbestreitbare Aufgabe, Pläne und Entscheidungen so zu treffen, daß sie ihr Kind in jeder Hinsicht lenken und dirigieren können. Hinter der Fassade der ›heilen‹, anständigen, erfolgreichen und ›glücklichen‹ Familie stecken Eltern, die oft unsichere, einsame und unglückliche Menschen sind, die ebenso wie ihre Kinder auf der Suche nach sich selbst, nach Anerkennung, Bestätigung und Liebe sind.
Als Kind richten wir unser Handeln nach den Anforderungen aus, die von unseren Eltern, der Umwelt und den Spielkameraden an uns gestellt werden und nach den Erwartungen, die wir zu erkennen glauben. Leichtfertige und unüberlegte Aussagen und Bemerkungen über das Aussehen, die Intelligenz oder die ›Brauchbarkeit‹ des Kindes (›du Nichtsnutz‹, ›wir müssen dich durchfüttern‹, ›nimm dir ein Beispiel an deiner Schwester‹) führen später beim Erwachsenen zu Wahrnehmungsverzerrungen den eigenen Fähigkeiten und Eigenschaften gegenüber. Erkennen wir dagegen den Prozeß, der bei uns zu dem negativen oder fehlenden Verhalten geführt hat, können wir es positiv verändern. Diese Veränderung kann nur gelingen, indem wir uns von den falschen Anforderungen und Zuschreibungen unserer Eltern freimachen und sie nicht durch die Ideale, die uns von den Medien vorgegaukelt werden, ersetzen, sondern versuchen, uns eine objektive Wahrnehmung von uns selbst und den anderen zuzulegen.
Es wäre zu einfach, der Generation unserer Eltern oder Großeltern Verbohrtheit, kein Interesse an einer für uns positiven Entwicklung oder gar die Absicht zu un-

terstellen, daß sie uns die Lust und Freude an unseren Emotionen vorenthalten wollen. Um aber etwas vermitteln zu können, muß entweder das Wissen oder aber die Erfahrung vorhanden sein. In unserem Bewußtsein spielen die gesellschaftlichen Veränderungen der letzten vierzig Jahre meist nur eine geringe Rolle, so daß wir kaum das Verständnis entwickeln können, warum wir so und nicht anders erzogen worden sind. So hat seit den fünfziger Jahren in den westlichen Industrieländern die Freizeit der Menschen kontinuierlich zugenommen, und im Gegensatz zu früher steht heute den Arbeitnehmern mehr freie Zeit zur Verfügung. Wir haben uns von einer Arbeits- zu einer Freizeitgesellschaft entwickelt, ohne gelernt zu haben, die neu gewonnene Freizeit sinnvoll bzw. lustvoll zu gestalten. Auch unsere gesellschaftliche Ordnung, der Versuch einer Demokratie, ist jung. Die Werte und ›Tugenden‹ des Kaiserreichs und der Generation, die Deutschland nach dem Zweiten Weltkrieg wieder aufbaute, geben in der Freizeitgesellschaft keinen Sinn mehr. Im bürgerlich-moralischen Wertsystem — vertreten vor allem durch die Familien des (gehobenen) Mittelstandes, die sich als konservativ und staatserhaltend verstehen — standen und stehen Fleiß, Arbeitsamkeit und erduldete Mühsal ganz oben, auch wenn sie für die heutige Generation nicht mehr die gleiche Wichtigkeit haben.
Der Wertvorstellung, daß die Lebenszeit überwiegend mit Arbeit gefüllt werden müsse, stehen die vielfältigen Möglichkeiten, die Freizeit so zu gestalten, daß die Persönlichkeit sich durch das Erleben erweitert und interessanter wird, direkt entgegen. Die alte Lebensregel, daß Müßiggang aller Laster Anfang sei, stimmt in einer Gesellschaft, in der Arbeit, Aufbau und das Schaffen ei-

nes Produktionszieles erste Priorität hat. Sie gilt jedoch in unserer Gesellschaft, in der im Gegensatz zu früher nur noch ein geringer Teil der Lebenszeit der Arbeit zukommt, nicht mehr. Heute wird der Partner nicht mehr primär nach den Werten Fleiß und materieller Versorgung ausgesucht, sondern danach, ob und wie mit ihm die Freizeit erlebt werden kann. Anders ausgedrückt: Nicht die staatstragenden Tugenden sind gefordert, sondern Persönlichkeiten, mit denen die verschiedenen Facetten der Freizeitgestaltung, die Neugierde auf Information, Erweiterung und Entwicklung, Emotionalität, Kreativität und Sexualität voller Freude entdeckt werden können. Selbst im Berufsleben wird mittlerweile bei Bewerbungen derjenige vorgezogen, der sich neben seinem Zeugnis durch seine Persönlichkeit, Vielschichtigkeit und seinen mitmenschlichen Umgang auszeichnet.

Anfänglich reagiert das Kind nur auf die vielen Umwelteinflüsse, später entwickelt es sich zu einem aktiven Wesen, das sein Selbst vorsichtig herausbildet. Dies können die meisten Eltern daran erkennen, daß ihr Kind nicht so reagiert, wie sie es erwarten oder möchten. Es distanziert sich durch die langsame Herausbildung seines eigenen Willens, sucht aber im nächsten Moment wieder die Nähe und Aufmerksamkeit durch die geliebten Bezugspersonen. Dadurch, daß das Kind in einer bestimmten Umwelt von Normen und Vorstellungen aufwächst, übernimmt es diese zunächst, kann sich später aber völlig gegen diese richten, wenn es meint, anders mehr persönliche Bestätigung zu erreichen. Genau dieser Vorgang ist für Alexandras Entwicklung zutreffend.

Wenn Sie Alexandra, ihr Handeln, Denken und Fühlen

vielleicht nach diesen Zeilen besser verstehen, können Sie sie als Mensch und Ihre Tochter vielleicht so akzeptieren und achten, daß sie sich nicht Ihnen gegenüber schuldig fühlt und ihre Ängste gegenüber den Forderungen und Erwartungen, die Sie bisher an sie gestellt haben, weiterentwickelt. Bekommt Alexandra die Aufmerksamkeit und das Verständnis von Ihrer Seite, daß Sie sie auch oder gerade deswegen akzeptieren, weil sie sich individuell entwickelt hat, werden sich ihre psychosomatischen Beschwerden weiter verringern. Ebenso könnte der Tablettenmißbrauch aufhören (Psychopharmaka, Schmerz- und Aufputschmittel), der aus der Angst stammt, Erwartungen nicht gerecht zu werden.«

## 3. *Sexualität, Liebe und gegenseitige Anziehung: Realität und Sehnsüchte*

Wir haben unseren kleinen Erdenbürger nicht vergessen, der emotional, intellektuell und beruflich zu allem gemacht werden kann, vom befehlsempfangenden, den eigenen Willen abgebenden »gehorchenden Ausführenden« bis hin zum kreativen, eigenständigen Menschen, der Normen und Ordnungen hinterfragend übertreten kann. Die Eltern werden schon dafür sorgen. Aber in was für eine Welt der Liebe und Sexualität wird er hineingeboren?

Dämmerlicht eines Winterabends. Langsam zur Erde schwebende Schneeflocken ersticken die üblichen Straßengeräusche. Das fahle Licht des aufgehenden Mondes wird von großen, fast überirdisch glänzenden Augen in dem sonst dunklen Zimmer reflektiert. Entspannte, friedfertige, glückliche Gesichtszüge. Schöne Bilder des Tages vermischen sich zusammen mit dem dumpfen Dröhnen der Kirchenglocken zu einem Kaleidoskop an Traumbildern, die die Kleine sanft entschlummern lassen. Ein bezauberndes dreijähriges Mädchen liegt da in den Daunen im Dialog mit sich selbst. Friedvoll selbstbefriedigt. So könnte die vorurteilsfreie Entdeckung der Sinnlichkeit aussehen. Aber das Gegenteil ist der Fall.
»Hände weg« ist die Erziehungsmaxime. Warum soll Töchterchen etwas erlaubt sein, was nicht nur Mutti, sondern auch Oma und Uroma verboten war. Nein, Tradition, Sicherheitsbestreben und Sauberkeit waren schon immer deutsche Tugenden. Welche Blamage in der Verwandtschaft, im Haus, im Dorf,

in der Kirche — ja als Deutsche überhaupt —, wenn Töchterlein am gedeckten Kaffeetisch am heiligen Sonntag inmitten der sahneverschlingenden Tanten und schmerbäuchigen Onkels im liebevollen Dialog mit sich selbst die Händchen forschend und doch zielstrebig zugleich ins goldene Dreieck versenkt! Düpiertes Schweigen links vom Tisch, inhaltsschwere Blicke, peinliches Räuspern — da ein Schrei: Das Töchterchen hat sich zu allem Überfluß noch des Höschens zu entledigen versucht... Nein, das wollen wir nicht. Dann doch lieber mit Rat und Tat, subtiler Ablenkung und viel »Liebe« das Kind zum asexuellen Wesen degradieren.

Die Jahr vergehen. Doktorspielezeit. Knuddeln mit der besten Freundin unter der Decke, Brustknospen- und Schamhaarvergleiche, und auch die Wärme des Haustiers wird erkundet. Die Phantasie, angereichert durch märchenhafte Königssöhne und unbedarft dreinschauende BRAVO-Milchbubis, darf des nächtens noch nicht in feuchte Träume umgewandelt werden. In der Pubertät macht die Entwicklung Sprünge, und immer wieder sucht der Jugendliche unermüdlich nach Erklärungen. Wozu die körperlichen Veränderungen, für die es Hänseleien genauso wie bewundernde Blicke gibt...? Alles nur für das Kinderkriegen? Nein, für Lust und Liebe, aber wann, wie und mit wem? Die gleichartigen Jungen verstehen einen genausowenig wie die eigenen Eltern, und der neue, nette Lehrer ist unerreichbares Tabu. Abends, in der gesuchten Einsamkeit des eigenen Bettes, rettet die Phantasie das angeknackste Selbst; die Psychopille ohne Rezept.
Traumwelten und skurrile Bildmischungen huschen am inneren Auge vorbei. Sexualkundeunterricht, die verdeckt geführte sexuelle Attacke eines entfernten Verwandten, dummdreiste Männermagazine im Privatfernsehen und die schlüpfrig-doofen »Her mit den kleinen Engländerinnen«-Filmchen, über die

wieder jeder am nächsten Tag in der Schule Bescheid weiß, tun ein übriges. Erregung: schwierig. Erregungsgrad: gering. Erregungswunsch: groß.

Ob mit männlichen oder weiblichen Geschlechtsattributen ausgezeichnet, wir lernen Sexualität als ein Ritual, ein Funktionieren körperlicher Reaktionen in Teilbereichen von uns. Funktionale — der Situation angepaßte Sexualität ist die Maxime. Wie treffend ist da die Stimme des Volkes: »Rein-raus, rein-raus, fertig ist der kleine Klaus«. Mit der Verfeinerung: »Nach dem Essen sollst du rauchen, oder eine Frau gebrauchen. Kannst du beides nicht ergattern, mußt du selber einen rattern.«
Sexualität wird als stereotypes Verhalten gesehen, trotz zumeist erfolgter männlicher Entleerung sinnentleert und nicht der eigentlich emotionalen Situation angepaßt.
Erinnern wir uns an die eigene Kindheit. Die erstarrte Verhaltensabfolge der Rituale hatte damals schon durchaus ihren Sinn. Wer erinnert sich nicht mit Freude an das abendliche Gute-Nacht-Lied oder das Vorlesen der immer wieder gleichen Stelle in dem Märchen, wo zum Schluß die böse Hexe doch noch von den Kindern besiegt wurde. Jedesmal haben wir wieder mitgelitten und mitgesiegt. Fehlte das Lied oder die Geschichte, deren Einhaltung für die Eltern verpflichtend war, gab's Geschrei und Protest.
Wir müssen zur Erklärung dieser menschlichen Vorliebe nicht Herrn Freud bemühen, der im ritualisierten Wiederholungszwang der Kinder — Teddy aus dem Gitterbett herauswerfen, Mama holt ihn wieder, Teddy raus, zurück — den Beweis sah, daß das Kind so die Zuwendung und Bestätigung sicherstellt. Es reicht der gesunde Menschenverstand, um zu begreifen, daß wir ach so angstvolle Wesen danach streben, in unserem kleinen Mikrokosmos angstfrei und sicher zu sein — erstarrt, bequem und lustlos.

So beginnt dann schon früh das lustlose Stochern und das Wissen, daß mit der Trägheit der Monotonie morgens, mittags und abends wenigstens ein wenig Zuwendung *sicher* ist. Zunächst mit dem silbernen Kinderlöffel und den unifarbenen Milupa- und Aletebreis. Nicht, daß sie nicht schmecken, aber es gibt über Babyjahre hinaus immer das gleiche, weil Mama keine Zeit hat und Papa noch in Emanzipationsproblemen steckt.
Und dann erst das Anziehen: da hat es Schwesterlein noch schwerer. Kniestrümpfe, Slip, Unter-, Mittel- und Oberröcke, die engelsgleiche Lockenpracht mit farblich abgestimmter Bluse, dem Jäckchen und diversen Schleifen adrett angerichtet, ergibt die kindgerechte, adäquate Bekleidung für jeden Sonn- und Feiertag, Geburtstage und all die Festivitäten, bei denen unsere lieben Eltern nicht wissen, wem zu Ehren sie eigentlich gefeiert werden. Kindsein ist schwer.
Auch beim Einstieg in die Pubertät begleiten uns die leidigen Rituale. »Onanieren tut man nicht!« Auch ohne das Rückenmarksschwindsuchtsmärchen, morgendliche und abendliche Kontrolle der Hände, die auf der Bettdecke zu liegen haben, oder eventuell vorhandener Spermaflecken, die das Maß nächtlicher Pollutionen übersteigen, wird das männlich schwache Geschlecht in das Ritual des schnellen Toilettenganges gedrängt. Es macht zwar Spaß, aber wir dürfen schon uns selbst nicht hingeben, geschweige denn lustvoll entdecken — nicht einmal ungestört im eigenen Bett. Es gibt nur wenige Glückliche, die es nicht erlebt haben. Bleibt das schnelle Ritual, mit Klopapier oder einem Schneuztuch bewaffnet, das Örtchen aufzusuchen. Früh schon beginnt das Training, ja nicht länger als die übliche Zeit der Defäkation oder Pipi-Entleerung für die Herbeizauberung des männlichen Höhepunktes zu benötigen. Erst macht man(n) es aus Neugierde, dann wegen der Beule in der Hose, manchmal aus Lust, dann und wann aus

Frust. Welche ideale Vorbereitung auf die (vor-)ehelichen Szenen im Bettgemach. Wen wundert es, wenn nach dem jahrelangen, perfekt eingeübten, schnellen Ritual der vorzeitige Samenerguß vorprogrammiert ist?
Ein anderes, früh erfahrenes Ritual ist noch von ausschlaggebender Bedeutung für unser späteres emotional-sexuelles Verhalten: Ob Oma, Opa, Tante, Onkel oder andere Verwandtschaftsgrade, die Begrüßungs-, Verabschiedungs-, Höflichkeits- und Zuwendungsformen, die wir als Kinder erfahren, sind zumeist abgrundtief falsch und nichts als ritualisierte Heuchelei und Falschheit. Diese asiatische Tendenz in unserer menschlichen Mimik, keinesfalls das Gesicht zu verlieren und gute Miene zum bösen Spiel zu machen, erfreut den bundesdeutschen Sonntagsalltag allerorten. Da gibt es den Muß-Kuß in das griesgrämige Gesicht des Opas genauso wie die ständige Tätschelei einer Tante mit ihrer feuchten, parfümausdünstenden Hand. Auch das fortwährende Drücken an den vor Liebe fast aus dem Korsett platzenden Busen kann die eigentlich erwünschte friedvoll-glückliche Stimmung einfach nicht erzeugen. Das Ungelenke ihrer Zärtlichkeit, die sie mit anderen Verwandten beiderlei Geschlechts teilt, wäre zusammen mit den eben skizzierten taktilen und nasalen Empfindungen eine Karikatur ihres Sexuallebens, wenn es nicht die bittere Realität beleuchten würde. Pointiert steigerungsfähig sind diese Gefühlslügen am Jahreswechsel, zu den christlichen Festen, die von Medien und Wirtschaft in trauter Eintracht so gestaltet werden, daß kaum jemand gefühlsmäßig nicht dahin gedrängt wird, himmlische Freuden durch irdische Konsumräusche erlangen zu wollen und an den Geburtstagen, diesen imaginären Wendepunkten des Lebens.
Aufgesetzte Festlichkeit und verordnete Fröhlichkeit, Friedens- und Freudenfeste, bei denen scheinbar für Sekundenbruchteile die Liebe und das Gute der Menschen allgemein auf-

blitzt. Jeder wünscht jedem nur das Beste, ehrlich, von Herzen, bewegt, den Tränen nahe. Und am nächsten Tag? Häufiger lüftet das Drama noch am gleichen Tag den Vorhang. Eben noch Friede, Freude, Eierkuchen, gibt es im nächsten Moment Streit und Zoff. Alkohol fließt, Vater mitsamt den männlichen Verwandten vernebeln sich von der Realität immer mehr mit dem Inhalt der Flaschen, während Mutter hinausläuft zum Fluchtpunkt Küche, die Tür zuwirft und schmollt oder Tränen vergießt — manipuliertes schlechtes Gewissen. Ein Schelm, wer diese festlich-feierlich-schaurigen Maskeraden nur als Brauch ansieht.

So lernen wir. Mach mit, quengel nicht und du hast am Abend des kindlichen Überlebenstrainings nicht nur mehr Überraschungseier, sondern als Belohnung für »dieses liebe Kind« auch noch ein paar Scheinchen. Doch Rituale sind unerbittlich: einmal gelernt, für immer präsent. Erwachsensein wird schwer.

Nichts verändert unser Verhalten so sehr wie die alltägliche Manipulation durch Mimik, Sprache, Intonation und die körperliche Zu- und Abwendung von den Menschen, von denen wir anerkannt, respektiert und geliebt werden wollen.

Unsere bemitleidenswerten Eltern wollten uns lieben und konnten doch nur wählen zwischen einem oder zwei Ausdrücken elterlicher Erziehungsschwäche: der brachialen körperlichen Gewalt und/oder dem Psychoterror in Form der kommunikativen Rituale. Es gibt keinen von uns, der diese Rituale nicht erlebt hat. Das Gemeine an ihnen sind drei Dinge: Zum einen haben »wir sie alle drauf«, profaner oder ausgefeilter. Zum anderen sind sie, je subtiler und feiner manipuliert wird, äußerst schwer wahrzunehmen. Und zu guter Letzt wenden wir alle die lang gelernten Rituale dann wieder an, wenn wir Angst haben und uns sicherfühlen wollen: eben genau dann, wenn es um unsere Gefühle und die Sexualität geht.

Schweigen ist Gold, Reden ist Silber. Der Ton macht die Musik. Ja, »Volkesmund tut Wahrheit kund«, aber irrt sich auch manchmal. Erst brüllen wir voller Rechthaberei, dann schweigen wir aus Trotz und mißachten den anderen durch sprachliche und körperliche Verweigerung. Abwenden, den Rücken zudrehen, nicht ausreden lassen, monologisieren, trotzig und renitent sein, anschreien, Gekeife, zickig sein, Genöle, in sich gekehrt sein, schweigsam, desinteressiert. All das ist nur ein kleiner Ausschnitt aus dem Spektrum möglicher Aktionen und Reaktionen, wenn Menschen nicht versuchen, sich zu verstehen, sondern sich dominieren wollen. Nichts gefunden? Es geht auch subtiler. Wie wäre es mit den Alltagssätzen: »Du solltest aber… Kannst du denn nicht mal… Es war doch so… Du mußt auf jeden Fall… Hör auf… Stimmt nicht. Quatsch. Unsinn. Spinnst du? Nein! Doch! Falsch! Richtig! Himmel noch mal…« Ein bißchen Imperativ hier, ein paar suggestive Fragen dort, gewürzt mit einfachen, bestimmten Aussagen in Schwarzweiß-Manier, ein bißchen Schweigen und Reden an der Stelle, wo man den anderen gut trifft, begleitet von strenger und weicher werdender Stimme, gelegentlichem lieben oder harten Blick, wie zufällig vereint mit einer Berührung: Manipulation und Psychoterror sind die Zauberworte, wie wir unsere eigenen Schwächen perfekt anderen ins Gehirn schieben können. Und das alles geschieht unter dem Deckmäntelchen der Liebe.

Dabei kommen uns noch zwei (deutsche?) Eigenschaften zu Hilfe: die Tendenz zu verallgemeinern und unser Denken in Symbolen und Attributen. Eine Schlange ist giftig, also werden alle auch nur ähnlich aussehenden Tiere mit der zarten Ausnahme des Regenwurms voller Angst zermalmt. Unsere Ringelnatter, die nicht einmal zur Gattung der Schlangen zählt, kann ein Überlebenslied davon singen. Ganz zu schweigen von den Spinnen und anderen Insekten, deren tatsächliche

Schönheit wir erst bei genauerem Hinsehen und Nützlichkeit durch mehr Beschäftigung mit der Biologie erfahren können. Nein, raus aus den Pantoffeln, und mit dieser Bewaffnung und einer nicht für möglich gehaltenen Beweglichkeit wird diesem unnützen Zeug der Garaus gemacht.

Wenn wir schon den Tieren solche Vorverurteilung angedeihen lassen, wie tun wir das dann erst bei den Menschen. Körpergröße und Grad der Fülle mitsamt dem Repertoire an möglichen Gesichtsausdrücken verführt uns zu Interpretationen, die lächerlich sind. So ist ein Dicker bei »Sympathie« gemütlich, bequem und freundlich, der gleiche bei einer Antipathie gefräßig, ein »Fettsack«, grob, cholerisch und überhaupt eine äußerst unangenehme Zeiterscheinung.

Bärtige und Langhaarige sind ungepflegt, asozial und faul, die mit dem Fassonschnitt und dem Scheitel korrekt und strebsam. Körperlich große Menschen sind stark, kleine schwach und voller Minderwertigkeit. Arbeitslose wollen nicht arbeiten, Brillenträger lesen viel, Frauen mit Pumps und Netzstrümpfen sind Prostituierte oder geil auf einen ›Spontanfick‹, Männer mit einer bestimmten Automarke haben Schwierigkeiten mit ihrem Johannes usw. usw. Verallgemeinerungen vereinfachen auf den ersten Blick das Leben. Man muß sich ja nicht weiter auseinandersetzen, das (Vor-)Urteil, die Meinung steht ja schon fest. Auf den zweiten Blick töten sie das Leben, denn Entwicklung, Veränderung und Erweiterung des eigenen Lebens findet man nur über den meinungs*bildenden* Weg. Zusammensetzen, um sich auseinanderzusetzen, das ist das Motto.

»Kann ich nicht«, »gibt's nicht«, und »will ich nicht« entspricht nicht den unerfüllten Sehnsüchten. Die Annäherung durch Fragen, Höflichkeit, Achtung vor der Individualität sind Fremdworte für viele. Einfacher sind die rituellen Alltagsmanipulationen, die in einem Teufelskreis die kleinen Persönlichkeiten zu Wesen formen, die die gelernten Mechanismen brav weitergeben. Bis in das deutsche Ehe- und Lustgemach hinein. Dort gibt es dann diese grausige Allianz zwischen dem »Rein-raus-Spiel« und den feineren Nuancen ritueller Zu- und Abwendung.

Nehmen wir einen der gut gekleideten Herren, der durch die Fußgängerpassage einer Großstadt hastet. Nicht das Klischee des schreienden, schlagenden Vaters, der kurz vor dem Freitagskrimi seine ihm angetraute Frau beschläft. Nein, je mehr ein Mensch erkannt hat, daß die vermeintliche Zuwendung in Wirklichkeit nur egoistisches Abreagieren bedeutet, desto eher wird er sich aus der Abhängigkeit befreien können. Dazu gehört dann nur noch der Mut, unter Zuhilfenahme der Vorteile unseres Wohlfahrtsstaates sich auf eigene Füße zu stellen und wegzukommen von der auch wirtschaftlichen Abhängigkeit vom Partner. Manchmal muß man allein sein, um innerlich frei zu sein. Dagegen erkennen die meisten von uns die subtilen Handlungen nicht, so wie auch das Netz von Zweckzuwendungen uns in dem Glauben wiegt, geliebt zu werden.

Unser raffinierter Herr strahlt etwas Mechanisches aus. Die ihn umgebende Aura ist weder dem Glanz seiner sonnenbankgetönten Haut zuzuschreiben, noch dem leicht roboterhaften Gang, der zumindest auf das zeitweilige Benutzen eines heimischen Fitneßcenters im ausgebauten Keller schließen läßt. Es liegt an seinen Augen: kein unsteter Blick, aber auch kein ruhiger, in dem man lesen könnte. Vergeblich hält man Ausschau nach einer Irisbewegung, die Wärme ausstrahlen könnte. Nein, dieser Herr ist gestreßt, gehetzt und schon seit Kindesbeinen in der Maschinerie unserer Gesellschaft verankert, die Individuen dazu erzieht, auf der Leiter des beruflichen Erfolges durch das rechte Schweigen, Ducken oder Jasagen hinaufzusteigen. Zwar für ein Yuppiegehalt und lebenslange Aufent-

haltserlaubnis in der VIP-Lounge eines jeden Flughafens, aber auf Kosten wovon? Für ein Dasein auf unserem bunten, farbigen Planeten, welches ein Herauskommen aus dem Totenreich der tatsächlichen Empfindungen, die längst verschüttet und vergraben sind, nicht mehr zuläßt.
Dieser Herr ist nicht unsympathisch, auch nicht dumm, im Gegenteil. Er hat ein betriebswirtschaftliches Studium mit Schwerpunkt Informatik hinter sich und hat schon während der ›Lehrjahre‹ die späteren Betätigungsfelder eruiert. Erst kam die Bekleidung, dann der Computer, heute gehört er zum aufstrebenden mittleren Management. Binäres Denken, Kosten-Nutzen-Analysen und viel Macht und Ohnmacht sind seine ständigen Begleiter. Er ist auch kulturell interessiert, schwärmt sowohl von zeitgenössischer Avantgarde — den alten Wilden der neuen Postmoderne — wie auch von seinen teuer erworbenen Originalen der Klassiker Marcel Breuer und Eileen Grey. Als Kontrapunkt gestattet er sich gelegentlich die Kritik, die edlen Einrichtungshäuser mögen im Zuge ihrer Expansion doch nicht zu einem italienischen IKEA-Schnellimbiß verkommen. Er hat einen diffizilen Humor, wenn es dazu gehört. Die Lachfalten um seine Augen verblüffen den unaufmerksamen Beobachter. Bei näherem Hinsehen entpuppen sie sich als Notwendigkeitsfalten. Immer dann, wenn es angebracht erscheint, wird die mimische Muskulatur — Augen- und Stirnrunzler — so zusammengezogen, daß eine freundliche Grimasse entsteht. Schon Papa war so, und er hat es weit gebracht. Wer nimmt schon die Falschheit wahr? Spontaneität gibt es nicht.
Er hastet durch die Fußgängerpassage, sieht sein Spiegelbild an den Schaufenstern vorbeihuschen, ohne sich zu beobachten oder nachzudenken. Wichtigeres scheint sich in seinem Kopf zu bewegen. Ein Geschenk! Nichts Großes, aber es sollte Stimmung zu Hause erzeugen. Das letzte Mitbringsel hatte

nicht den gewünschten Erfolg. Zugegeben, in letzter Sekunde eine Flasche Enzian vom Flughafen München-Riem zu organisieren zeugt weder von Ideenreichtum noch von finanziellem Einsatz. Aber was bleibt über, wenn sich bei der frustrierten Vorzeigefrau im Badezimmer nicht nur die sündhaft teuren Fläschchen ›First‹ von van Cleef & Arpels und ›Joy‹ von Patou stapeln, sondern auf der Schminkkommode auch der Schmuck der Edelmarken? Hier geht es um die Entschuldigung für geschäftlich bedingte Abwesenheit, geht es darum, die Tips noch vom Kollegen zugesteckt und beim Friseur im Lifestyle-Magazin bestätigt zu bekommen, um sie dann als Eintrittskarte für das beabsichtigte himmlische Kurzvergnügen zu benutzen.

Ein Dessousladen, teuer, edel, extravagant. Verborgene, verschüttete Phantasien wollen aufbrechen. Nein, es wird sein wie immer. Sie war noch nie die geile, begehrende Hure im Bett, die er vor ferner Zeit in seinen Phantasien formte. Dazu hätte er sie erst erwecken müssen, durch Zärtlichkeit, Vertrauen, Gespräche und all das, was in den schlauen Büchern empfohlen wird. Welche Anstrengung hätte das erfordert, welche Zeit. Entweder Karriere oder Liebeslust. Die fehlende Geilheit, das Herausreden aus der sicheren Nullachtfünfzehn-Nummer geschah seit Jahren in regelmäßiger Abfolge in den langen Nächten, in denen Geschäftsabschlüsse leichter zustandekommen, in den bundesdeutschen Buissinessnächten. Sicher, sie hatte einige Versuche gemacht, ihn zu mehr Gesprächsbereitschaft, Zärtlichkeiten und gemeinsamen Betterlebnissen zu bringen. Aber er hatte die Rituale seiner Kindheit gut gelernt. »Liebling, ich bin so, laß uns bitte nicht mehr darüber diskutieren...« war neben dem Argument der Arbeitsüberlastung und der Zeit, die er für sich selbst brauchte, das Top-Argument, was sie früher nicht nur verstummen ließ,

sondern sogar zu Selbstzweifeln an ihren eigenen berechtigten Wünschen führte.
Ob wirtschaftlich höher oder tiefer angesiedelt, sie sind das ideale Spiegelbild unserer Gesellschaft: das defizitäre Paar, sie voller Duldsamkeit, er voller Phlegma. Liebe ist zur Worthülse verkommen. Die Notwendigkeit ständiger Veränderung und Verunsicherung, wenn man(n) tatsächlich lieben und sich damit weiterentwickeln will, erahnt von ihnen keiner. Des Deutschen Phlegma und der Deutschen Duldsamkeit, mit denen Kriege gegen Völker und Rassen erst möglich wurden, sind heute die Eintrittskarten für das Spektakel des Alltags- und Beziehungskrieges. Nur daß wir eines hinter unseren Scheuklappen nicht sehen: Es ist ein Krieg gegen uns selbst, unsere Sehnsüchte.

Um 23.07 Uhr wurde das Licht gelöscht. Das Dessous knisterte sanft. Sie hatte es angezogen, die Duldsamkeit über Jahre gelernt. Sie gab ihm das Minimum an Zärtlichkeit, die er erwartet. Hatte Sie es nicht gut? Einen erfolgreichen Mann, Urlaub, keine finanziellen Sorgen und den, wenn auch manchmal schalen Geschmack der Freiheit. Ihre Sehnsüchte ertränkte sie in Duftwässerchen und den materiellen Zuwendungen. Stolz, nicht wie viele ihrer Freundinnen beim Therapeuten gelandet zu sein oder regelmäßig bunte Glücksmacher einnehmen zu müssen.
Beziehungssicherheit, Wärme, Hautkontakt, Erektion, Schweigen, kurzzeitiges Abtauchen zum Oralsex, um ein problemloses Eindringen zu ermöglichen, Scheingestöhne von ihr, denn alles soll gewahrt bleiben. Dann kurze Phantasietätigkeit bei ihm, vorsichtiges Eindringen in Seitenlage. Empfindungslosigkeit bei ihr, aber sie liebt. Er auch. Er schiebt. Sie hält inne und wartet. »Ich liebe dich.« »Ich dich auch...« Schnarchen auf der einen Seite, Wachbewußtsein auf der anderen.

Wie sollte man(n) auch mit dem ›Sex‹ klarkommen? Noch im Krabbelalter konfrontiert mit einer Mama und Tanten, welche mit unermüdlicher Akribie seine Hände immer dann bestraften, wenn er an seinem Ding herumspielen wollte, erfuhr er schon früh das Zwiespältige der Sexualität. Er lernte dieses Wort oder das Kürzel ›Sex‹ immer in der Doppelbedeutung kennen, die er nicht verstand. Positives und Negatives, Sehnsucht und Tabu, richtig und falsch. Wenn der Arbeitskollege vom ›Sex mit seiner Alten‹ schwärmte, meinte jener den rammeltechnischen Zwei-Minuten-Kurz-Akt und das »Drüberrutschen«. Ganz anders stand's in irgendeinem Buch über die »lustbetonte Sexualität«. Zärtlichkeiten, Variationen, ja sogar Macht- und Ohnmachtspiele beinhalte dieses neulateinische Wort. Noch mehr Verunsicherung war die Folge. Ja, was ist denn nun alles *Sexualität* und was Liebe? Seine ersten Versuche, die Freundin zum »Sex« zu bringen, scheiterten kläglich an Sätzen wie: »Ich will keinen Sex, sondern *Liebe*.« Ratlosigkeit und völlige Desillusionierung stellten sich ein. *Sinnentleerte Worte*, die nur schwer zu verstehen waren, halfen nicht aus der Verunsicherung heraus.
Auch bei den Frauen stellen sich dieselben Fragen: Was darf sein, was ist Mythe, Vorurteil, Eingrenzung oder berechtigte Sehnsucht, die nur nicht erfüllt wird?

Das Gemeine an der bisher zweihundertjährigen Geschichte dieses Reizwortes »Sexualität« ist das immer weitere Ausufern neuer »sexueller« Worte, die nicht positive, sondern negative Assoziationen herstellen. Nicht erst Herr Freud mit der Erfindung der ›Sexualneurose‹, deren unübertroffene Steigerung die amerikanische Sexualforscherin Helen Singer Kaplan mit dem Krankheitsbild(!) der ›Sexualaversion‹ schaffte, sondern die ganze Riege der Psychiater, Sexualwissenschaftler und Verleger, die zur Schaffung von etwas Originärem, auch um sich der

Nachwelt in Erinnerung zu halten, eine neue sexuelle Perversion benennt. So verdefinieren wir uns nicht um Kopf und Kragen, aber um die Liebe und die Lust. Das allgegenwärtige, mächtige Wort Sexualität besteht fast nur noch aus Begriffen, die negativ sind: Sexualverbrechen, Sexualmord, Sexualstraftäter, Sexualstörungen, Sexualdelikt, Sexualangst, Sexualkonflikt, Sexualabwehr, Sexualneurose, Sexualtherapie, Sexualaversion, Sexualdelinquenz, Sexualpathologie, sexuelle Dysfunktionen, sexueller Mißbrauch, sexuelles Desinteresse, sexuelle Aggression, sexuelle Perversion, destruktive Sexualität... Und sagt die »schwellende Ruthe mit den Geilen« (=Hoden) nicht mehr aus als das »männliche Sexualorgan«, auch wenn man sich mit Roués darüber streiten kann, ob das wollustspendende »Organ« des Mannes nicht vielleicht die Zunge ist?

Positiv besetzte Worte wie Liebe, Nähe, Innigkeit, Wärme, Zärtlichkeit werden — man glaubt es kaum — *nicht* mit dem Wort Sexualität verbunden. Allein die Begriffe ›sexuelle Innigkeit‹ und ›sexuelle Zärtlichkeit‹ sind so unemotional grauenerregend, daß sie hoffentlich auch nie entstehen werden. Das Metawort Sexualität hat trotz der unausgewogenen Balance zwischen Inhaltsleere und Überfüllung den bitteren Beigeschmack von etwas Zielgerichtetem. Vielleicht liegt der Grund dafür in der Wissenschaftsmythe eines Sexualtriebes, den wir alle nicht haben, und an den wir dennoch glauben. Zielgerichtete Zärtlichkeit, Innigkeit und Sexualität schließen das tatsächliche Begehren der gesamten Persönlichkeit aus der Liebe heraus aus. Was bleibt, wäre Konsum und Manipulation.

Bleibt als ein Resumée unserer auch sprachlichen Betrachtung die Ohnmacht vor der Macht des Metawortes Sexualität. Jeder möchte sie gerne positiv erleben, aber jeder hat auch seine Defizite in diesem Bereich. Bücher, Zeitungen und Sendungen verkaufen sich besser mit diesem Wort. Selbst Gebiete, die nicht das Interesse vieler sind, öffnen sich durch das Wort Sexualität mit einem Mal für eine größere Gruppe: Okkultismus und Sexualität, die Sexualität anderer Völker, ja sogar die seit dem Abgang von Kant in den Bürgerhäusern vernachlässigte Diskussion über die Ethik menschlichen Handelns blüht bei der Frage der Sexualethik, ob Pille, Paragraph 218 oder AIDS, erheblich auf.

Konfrontiert mit dem Wort Sexualität, gibt es auch den engagierten Ekel- und Entrüstungseffekt der Gehemmten, und das nicht nur gegenüber dem Politiker, der über seine *sexuelle* Beziehung zu einer Dame des mehr horizontalen Gewerbes die Gunst seiner sonst so verschwiegenen Parteifreunde mit einem Mal verspielt hatte.
Dieser Effekt verdeckt entweder nur ihre eigene Angst oder das schwärende Interesse an dem Tabuisierten. Aber er schützt, denn all die kleinen Feinheiten und Differenzierungen müssen ja nicht beim Namen benannt werden. Es geht halt um Sexualität, ob pervers, geil, super oder mies. Ob sich die digitalisierte Dame per Computer rhythmisch entblättert und zum Erguß des menüerfahrenen Jünglings führt, oder sich das kleine Mädchen mit dem Zipfel der weichen Decke in den Schlaf sinniert, alles das ist Sexualität.
Vielleicht hilft es uns, mit dem Sprachgebrauch lieber zweihundert Jahre zurückzugehen und von Liebeslust zu sprechen, die aus dem Begehren der Menschen entspringt.
Es geht darum, zu funktionieren: als Kind, Jugendlicher, Erwachsener, in der Reife und im Alter, als Lernender, am Arbeitsplatz, in der Familie, als Wähler, im Urlaub, im Sex. Es klappt immer, nur nicht in der Sexualität. Liebe ist zu schwierig, nicht faßbar genug, aber die sexuellen Körperfunktionen sind wunderbar in Takt. Und die Psyche kann ja, wenigstens

ein Erfolg des lebenslangen Manipulationsprozesses, selbst hinter das Licht geführt werden. Da haben die Frauen genauso wie die erfolgreichen Selbständigen das Mittel des Verhältnisses, des Hausfreundes, des Geliebten und des hoffnungsvollen Urlaubsflirts, per Clubanimation oder deutsch besetzter Bettenburg im sonnigen Süden und der fröhlichen Stimmung leicht gemacht. Nicht wenige Frauen frönen dem Sextourismus, zwar nicht so direkt wie die Männer, aber ein paar Tage und Wochen von glutäugigen, leidenschaftlichen spanischen und marokkanischen Machos oder sensiblen Rastafari in der Karibik verführt und in den Himmel der Zuneigungswonnen geführt zu werden, scheint nicht nur einem männlichen Bedürfnis zu entsprechen.

Und Männer? Sie sehen in fast jeder Zeitschrift, die sie aufschlagen, einen Bericht über Prostitution, Prostituierte, ihre Freier und den Sextourismus in fernen Ländern. Der Arbeitskollege berichtet stolz von den wunderschönen asiatischen Mädchen, deren Zartheit, Willigkeit und erotische Finesse mit den keifenden, frustrierten, äußerlich unattraktiven und innerlich gehemmten Frauen nichts gemein hätten. Stimmt, denn diese Mädchen und jungen Frauen werden schon als Kinder auf die Funktion eines Sexualobjektes getrimmt: Achte auf deinen Körper und deine Haut, lerne dich bewegen, dich schminken und dann gehe aus der armen Provinz in die Großstadt, dort wird dir das Funktionieren deiner drei Öffnungen durch die Kolleginnen beigebracht. Du verdienst für deine Verhältnisse viel Geld, kannst deine Familie unterstützen und genau lernen, wie man auf die Defizite der Männer eingehen muß. Mangelnde Hygiene und Ekel vor den häßlichen Menschen und Praktiken wird erträglicher durch Alkohol und Drogen, und sonst denke einfach an das Geld. Spiele Liebe, Begehren und Geilheit vor, auch wenn du in der ganzen ›kurzen‹ Zeit dieses Lebensjobs nie etwas empfinden wirst. Lerne, voller Liebe zu gucken, dir Tränen aus den Augen zu quetschen und dem dicken, fetten Scheusal von Sextourist das Gefühl zu geben, du würdest ihn lieben. Dann schickt er dir auch Geld, wenn er schon längst weg ist oder macht dir tolle Geschenke. Verrate aber nie einem Ausländer, wie du tatsächlich denkst und fühlst, du könntest dein Gesicht verlieren und wir unsere Haupteinnahmequelle.

## *4. Vom eigenen Defizit zum Mißbrauch von sich selbst und anderen: Prostitutionsskizzen von beiden Seiten*

Szenenwechsel: deutscher Flughafen, Abflughalle. Stellvertretend für Indien, Mexiko, afrikanische und asiatische Staaten, die Karibik und Südamerika oder die Situation auf der Reeperbahn und im Provinzpuff sei hier ein Kurztrip nach Thailand, zur Zeit des deutschen Mannes beliebtestes Sextourismusziel, beschrieben. Da stehen sie voller Vorfreude. Das Klischee des typischen deutschen Sextouristen, der unattraktive, dickbäuchige, bierflaschenschwenkende, im unteren Sozialprestige angesiedelte Mann, ist genauso vertreten wie die anderen Bildungs- und Sozialschichten, die »schönen Menschen«, Alternativtouristen, Studenten, Yuppies und Zeitgeistler. Letztere halten den Kulturreiseführer demonstrativ in der Hand, im Kopf aber nehmen sie sich von vorneherein vor, es zumindest mit einer Thailänderin »einmal auszuprobieren«. Wer weiß schon, daß wir weder vom Äußeren noch von unserer Art, unserem Verantwortungsgefühl und der Kultur her auf Interesse einer thailändischen Frau oder Prostituierten hoffen können? Wer kennt die tatsächliche Motivation der thailändischen Frauen, die durch die Prostitution ihr Geld verdienen? Wer weiß, wie viele zigtausend Kinder in Thailand an Hunger, Unterernährung und Infektionen pro Jahr sterben? Wer ist informiert über das ganze Ausmaß des sozialen Elends? Doch was kümmert's einen? Da gibt es im »Bumsbomber« oder »Tripperklipper« diesen morbiden Querschnitt durch die deutsche Männerwelt. Da vorn rechts in der Reihe sitzt der Machttyp*, vom Klischee der unterwürfigen Asiatin angezogen, der davon träumt, im Südostasienurlaub eine Herr-Sklavin-Beziehung einzugehen, d. h. eine Frau zu finden, die ihn in allen Lebensbereichen mit der erwünschten Demut behandelt.

Gleich dahinter »das Baby«. Diese nicht nur in der thailändischen Prostituiertensprache bekannte Zuschreibung betrifft den Mann, der umsorgt werden will, auf die Entwicklungsstufe eines Kleinkindes zurückfällt und von dem Klischee der umsorgenden und verwöhnenden Asiatin angezogen wird und sich erhofft, daß endlich alle seine Bedürfnisse prompt und sofort erfüllt werden. Die Initiative und Verantwortung für die Urlaubsgestaltung wird vollkommen der Prostituierten überlassen, mit der er seine Zeit verbringt, und er genießt wochenlang einen »passiven Säuglingszustand«, in dem er gefüttert, eingeseift, massiert, gebadet, eingecremt und vieles andere mehr wird.

Links davon der emotional Bindungslose, der auch im Klischee der problemlosen und unkomplizierten Asiatin gedanklich verweilt, weil er bei ihr auf die Art der Sexualität hofft, die seine Angst verdeckt und die er selbst zum Ideal hochstilisiert hat: ohne gefühlsmäßige Bindungen und ohne die gefürchtete Abhängigkeit. Er meint, in Thailand sexuell lockere Sitten mit problemlosem, häufig wechselndem Geschlechtsverkehr (auch ohne bezahlen zu müssen) vorzufinden und begreift nicht, daß in der thailändischen Kultur emotionale Abhängigkeit in Beziehungen — auch zwischen Prostituierten und ihren Kunden — eine Selbstverständlichkeit darstellt.

Mitten im Gang steht der defizitäre Mann. Er sucht in Frauen die Eigenschaften, die er selbst nicht (mehr) hat. Das Haupt-

* Für die folgende Typisierung der Männer vgl.: Berit Latzka: Sextourismus in Südostasien. Frankfurt 1987, S. 197—217.

defizit etlicher Männer, und das was sie suchen, sind Jugend und Schönheit. Da sie selbst nicht mehr jung und attraktiv sind und letzteres vielleicht auch noch nie waren, versuchen sie, diese Defizite durch eine Beziehung mit einer südostasiatischen Prostituierten zu lösen, und fühlen sich auf einmal selbst jung, schön und begehrenswert; eine Lösung, die ihnen im Heimatland verwehrt ist, da es bei uns ungeschriebene Partnerwahlgesetze gibt: Die Frau ist im allgemeinen wenige Jahre jünger als der Mann, beide haben in etwa den gleichen Grad an physischer Attraktivität, beide kommen meist aus der gleichen sozialen Schicht, und der Mann hat in der Regel nur wenig mehr an Schul- und Ausbildung genossen als die Frau. In Thailand kann er sich endlich den Wunsch nach einer jungen und attraktiven Frau erfüllen, auch wenn er dafür bezahlen muß, zumal ihm die thailändische Prostituierte dazu noch glaubwürdig ihre Liebe versichert.

Da stehen noch zwei Defizitäre im Gang, die *einseitig* defizitären Männer. Ein Bodygebuildeter und ein Intellektueller sinnieren darüber, daß sie beide — der erste wegen mangelnder Betonung seiner geistigen, emotionalen und kommunikativen Fähigkeiten, der andere wegen der Vernachlässigung seines Körpers und seines Gesichtes, welche beide erotische Signale aussenden können — in Deutschland erhebliche Schwierigkeiten mit dem Beginn oder der Weiterentwicklung einer Beziehung haben.

Weiter hinten sitzt der Vatertyp. Was Wunder, daß er nicht seinen ihm aufs Wort gehorchenden Hund bei sich hat. Er will die Macht, ein unfertiges Kind nach seinen eigenen Vorstellungen formen zu können, denn er hat Angst vor reifen und erwachsenen Frauen, die eine gleichwertige Beziehung anstreben. Seine Sehnsucht sucht nach einer unschuldigen Kindfrau, die ihn wie einen Vater bewundert und niemals kritisiert. Dieser Typ legt weniger Wert auf die Attraktivität der Prostituierten, sondern fühlt sich durch deren Jugend und Kindlichkeit angezogen. Die thailändischen Prostituierten mit ihren kleinen, kindlich mageren Körpern und ihrer vertrauensvoll und kindlich wirkenden Naivität entsprechen dem gesuchten Ideal. Neben ihm sitzt ein zweiter Vatertyp voller Hoffnung, seine (un)bewußten Inzestphantasien ausleben zu können, die er gegenüber seinen eigenen Töchtern hegt. Auch er wird auf seine Kosten kommen, nur kostet es ein bißchen mehr.

Am Notausgang sitzen die letzten beiden Männertypen. Für den Sexualathleten ist Sexualität das Lieblingsthema und Lebensinhalt. Er ist stolz auf seine Potenz und seine (vermeintlichen) diesbezüglichen Fähigkeiten und gibt gerne damit an. Er ist der abstrusen, aber selbstbewußten Meinung, daß jede Frau — gerade auch eine Prostituierte —, die ihn genießen durfte, endlich etwas gefunden hat, wovon sie den Rest ihres Lebens zehren kann. Es geht um peniszentriertes wahlloses Erlegen des Sexualwildes, Promiskuität ohne emotionale Bindung bei diesen Männern, die keine wirkliche sexuelle und emotionale Befriedigung erreichen. Dieser Typus von Mann neigt dazu, Frauen, um die er vorher charmant und eindringlich geworben hat, nach »vollbrachter Tat« so verletzend zu behandeln, daß diese meist von selbst gehen. Das ist auch durchaus in seinem Sinn, kann er doch zu neuen Eroberungszügen schreiten. Ihn zieht das Klischee der neuen, stärkeren sexuellen Reize an; der angeblich so sensationelle »exotische Sex« der Südostasiatin.

Der neben ihm Sitzende ist der gehemmte Typ, der eine ganze Palette von unterschiedlichsten Gründen hat, warum er Schwierigkeiten mit den Frauen in Deutschland hat. Schon mit der Kontaktaufnahme hapert es. Oft ist die Erziehung sehr sexualfeindlich gewesen, so daß während der Erziehung und Sozialisation nicht das Verhaltensrepertoire entwickelt wurde, um eine Beziehung anzuknüpfen, obwohl es gerade das ist, nach dem er sich sehnt. Die thailändischen Prostituierten sind in der Regel die Aktiven in der Kontaktaufnahme, so daß die Männer sich nicht lange mit einem einleitenden Flirt, den sie nie gelernten haben, aufhalten müssen, zumal es dem Gehemmten ohnehin fast unmöglich ist.

In Bangkok angekommen, wird der männliche Tourist schon auf der ungefähr einstündigen Taxifahrt vom Flughafen in die Stadt mit den verschiedensten Angeboten (»You want girl / massage / good sex / very good fuck show . . .?«) konfrontiert. Über das ganze Stadtgebiet von Bangkok sind zigtausende von Coffee-shops, Turkish baths, Massagesalons, Bars, Clubs und Diskotheken verteilt, in denen unsere defizitären Männer für einen Preis zwischen dreihundert und tausend Bath (hundert Bath entsprechen DM 7,50) ein Thai-Mädchen problemlos für eine oder mehrere Nächte bekommen kann (der Preis pro Nacht beträgt im Schnitt DM fünfunddreißig: bei Vereinbarungen über mehrere Tage kann vom Kunden der Preis heruntergehandelt werden, wobei dann meist Essen und Hotel vom Touristen übernommen werden sollte). Man wird automatisch — es sei denn, es wird ein bestimmtes Hotel angegeben — zu einem Hotel gefahren, das nichts weiter als eine riesige Absteige ist. Spiegel und bunte Beleuchtung an den Wänden erzeugen die auch bei uns bekannte Bordell- und Puffatmosphäre, wobei der Geruch von Sagrotan in unterschiedlicher Konzentration die billigeren und teureren Zimmer unterscheidet. Jedes Hotel verfügt über einen oder mehrere Coffee-shops, wobei sich auch hier die billigeren von den teureren dadurch unterscheiden, daß in den preiswerteren Kategorien der Coffeeshop nur eine gläserne Abgrenzung hat und damit die Mädchen von außen leichter einsehbar sind. Geht der Tourist durch eines der Prostitutionsviertel, wird er von jungen Thailändern angesprochen: »You want to see sex-show?«, wobei ihm

anschließend funktionsgerecht und den mangelnden Sprachkenntnissen der Thais entsprechend eine Karte unter die Nase gehalten wird, auf der in vier Sprachen die angebotenen Showelemente aufgeführt sind.
In den anderen Sprachen (französisch, italienisch, englisch) werden noch andere Variationen angeboten.

Von den Mädchen in den Bars ist in dem ständig gleichen Singsang folgendes zu hören: »Hello! Come in! Have a drink! Where do you come from? Oh, from Germany... Nice looking man! Good looking man! Sexy man! You want me? You have to pay hundred Bath for the bar! I like you! I love you!« Der englische Wortschatz der normalen Prostituierten beschränkt sich auf diese Worte, weitergehende Fragen können nicht beantwortet werden, so daß tiefergehende Formen der Kommunikation nicht möglich sind. Der Tourist wird schnell dahingehend abgecheckt, ob er eines oder mehrere Mädchen in der Bar gut findet bzw. auch tatsächlich ein potentielles Interesse gegenüber den Prostituierten hat. Meistens kümmern sich mehrere Mädchen um den Neuankömmling, setzen sich bisweilen von vorneherein auf den Schoß des Mannes und versuchen, ihm erotisch-sexuelles Interesse zu annoncieren.
Eine wichtige Beobachtung ist, daß die meisten Prostituierten dieses Interesse *jedem* Mann gegenüber zeigen, egal wie er aussieht, welches Alter er hat und ob ein freundlich zurückhaltendes Verhalten oder ein unsensibles Sexkonsumverhalten an den Tag gelegt wird. »They only do it for the money«, aber sie geben es gegenüber dem Mann, der sie fragt, nicht zu. Es ist im thailändischen Kulturkreis verpönt, über Sexualität und Emotionen, besonders solche, die das Liebesleben betreffen, zu sprechen. Vor diesem Hintergrund, unter gleichzeitiger Beachtung der Staatsreligion Buddhismus, in der ein Verlieren des Gesichts als Schande angesehen wird, werden Einzelaussagen

relativiert: Frage: »Do you have a nice feeling when you go with a customer?« Anfänglich die Antwort. »Sometimes.« Bei weiterem Nachfragen einer Vertrauensperson — sprich keines Kunden — kommt dann heraus, daß die Frau es auch schon als ein »nice feeling« bezeichnete, wenn ihr der Tourist zweihundert Bath mehr gegeben hatte als ursprünglich vereinbart. So formulierten wir die Frage um: »Do you have a nice sexual feeling when you go with a customer?« Wieder die gleiche Antwort: »Sometimes.« Nochmalige Umformulierung: »I know you are going with men only for money. And I know they are very, very ugly for you, fat and not attractive for a thai woman. I don't like small fat women. When I have to go with these women for money, I can't have a nice sexual feeling. I spoke with a lot of thai women, and they had sex with thousands of men, and they have never had a nice sexual feeling with a customer. Is that the same with you?« Hierauf kam dann die Antwort, daß sie sexuell überhaupt nichts empfinden. Auf die weitergehende Frage: »How are you doing it with the man, when you are not wet?« kam die Antwort: »Normally, they have cream or I take some ...«

Die Wiedergabe dieser kurzen Gesprächspassage soll zeigen, daß es sich für einen normalen Touristen als schwierig erweisen dürfte, ehrliche Antworten auf Fragen, die die tatsächlichen Gefühle betreffen, zu bekommen. Also manipulieren wir uns selbst und fragen, falls wir überhaupt Englisch sprechen, nicht so genau nach. Wir wollen auch nicht wissen, daß die meisten samtäugigen Mädchen im Alter zwischen siebzehn und siebenundzwanzig Jahren zwischen tausend und dreitausend Männer vor uns hatten und *noch nie* ein sexuell positives Gefühl erlebt haben. Wir wollen auch nicht wissen, welche Nationalitäten ihren Samen in das zarte Geschöpf, mit dem wir für die heutige Nacht anbändeln, ergossen haben. Ohne Gummi, denn der ist in Thailand kaum bekannt. Wir wollen zwar den Türken, Araber, den Chinesen, den Schwarzen und vielleicht auch den Japaner nicht bei uns im Haus wohnen haben, aber hier werden wir plötzlich zu Antirassisten und Kosmopoliten. Welche wunderbare Wandlung, welche Macht der Sexualität. Sieh doch nur die Freude und Zärtlichkeit, die muß doch echt sein! Jede Erregung ist gespielt, um den Kunden schneller kommen zu lassen bzw. ihm ein Gefühl des Erfolges zu geben.

Die meisten thailändischen Mädchen und Frauen, die sich prostituieren, mögen thailändische Männer nicht: »They are thaiboxing with me, they only drink mekong, are lazy and have other women.« — Circa sechzig Prozent der in der Prostitution tätigen Frauen haben im Alter zwischen dreizehn und siebzehn Jahren einen thailändischen Freund gehabt, der sie mit einem djay-sia (gebrochenen Herzen) zurückgelassen hat. Da so etwas wie Sexualaufklärung und Information über Verhütung nicht gewollter Schwangerschaften in dieser Altersgruppe in Thailand fehlt, ist die Rate frühester Schwangerschaften bei aus unserer Sicht Minderjährigen sehr hoch. Das Kind wächst bei der Familie oder einer Ziehmutter auf, das Geld dafür wird angeschafft.

Viele Thaifrauen empfinden es schon als angenehm, wenn sie von ihren Kunden körperlich nicht mies behandelt werden, auch wenn sie sich ansonsten von der Unattraktivität, dem Alter oder anderen Verhaltensformen der Kunden abgestoßen fühlen. Obwohl viele thailändische Frauen bestimmte Gesten der Zärtlichkeit und Zugehörigkeit durchaus in der Öffentlichkeit präsentieren (Händchenhalten, Küsse, Streicheln über das Gesicht des Kunden), sind sie selbst Zärtlichkeiten nicht gewohnt und beschreiben auch die Dauer des Geschlechtsaktes mit deutschen Männern genauso, wie es der statistische Durchschnitt in der Bundesrepublik widerspiegelt, nämlich unterhalb zwei Minuten. Die Schweizer sind am beliebtesten, unter anderem deswegen, weil sie großzügiger sind als die Deutschen, die oft genug sogar noch den schon niedrigen Preis herunterhandeln wollen. Am unbeliebtesten sind neben den Japanern und Chinesen, was sich aus der Geschichte Siams bzw. Thailands erklären dürfte, die Saudis und andere Araber: »They smell, want to do it only from behind and they are dirty.« Manche Hotels sind fest in der Hand einer bestimmten Nationalität, so findet man in dem berühmten Grace Hotel (2000 Betten) zu fünfundneunzig Prozent Araber; ähnliches betrifft Bars, die entsprechend ihres Namens (Swiss Hotel, America, Deutscher Biergarten) von der jeweiligen Nationalität frequentiert werden.

Der Verdienst einer Prostituierten ist sehr unterschiedlich: Mädchen, die auf der Straße ansprechen, vollziehen den Oral-, Anal- oder Vaginalverkehr oft schon für hundert Bath (= DM 7,50), der durchschnittliche Verdienst in einer Bar oder im Massagesalon liegt bei fünfhundert Bath für zwölf bis vierundzwanzig Stunden Verfügbarkeit. Für die Bar werden entweder zwischen hundert und zweihundert Bath Auslöse bezahlt, oder aber die Prostituierte muß von ihrem täglichen Geld, das sie von ihrem Kunden bekommt, diesen Betrag bezahlen. Diese Summe wird auch fällig, wenn sie für mehrere Tage mit dem Kunden zusammen ist und in der Bar in dieser Zeit nicht arbeitet. Zuhälter in der Form, wie wir es aus Deutschland kennen, gibt es in Thailand nur selten; der Barbesitzer (männlich oder weiblich) behält ca. ein Fünftel bis ein Viertel des Verdienstes der Prostituierten ein, wobei ein Betrag von zwanzig Bath pro Tag nach einem Monat wieder ausgezahlt wird. Der Rest fällt an den Besitzer, der dafür die Bar betreibt sowie auf regelmäßige ärztliche Untersuchung bezüglich Geschlechtskrankheiten achtet. Diese sind wöchentlich oder ein- bis zweimal im Monat, wobei dies freiwillig und weitestgehend ohne Verweigerung seitens der Thaifrauen geschieht, da sie sich und die Kol-

leginnen schützen wollen. Über Geschlechtskrankheiten und Aids sind die meisten Thaifrauen, die in der Prostitution arbeiten, äußerst ungenügend informiert.
Doppelmoral gibt es auch in Thailand. So ist Prostitution vom Gesetz her seit 1960 verboten, andererseits ist sie in dem vorhandenen Umfang nur dadurch möglich, da sie von offizieller Seite stillschweigend Duldung erfährt bis hin zur finanziellen Unterstützung. Allein der Tourismusminister hat in den Ausbau der Stadt Pattaya mit ihren über sechzehnhundert (!) Bars in den letzten Jahren hundert Millionen Bath (!), eine unvorstellbar hohe Summe für thailändische Verhältnisse (ca. sieben bis acht Millionen DM), gesteckt, da hohe Deviseneinnahmen und eine Belebung der Infrastruktur durch den Sextourismus zu erwarten waren. Die offiziellen Statements der Politiker zum Problem der Prostitution sind selten. Wie solche Gesetze von der herrschenden Doppelmoral der Politiker ausgelegt werden, belegt sehr gut der Ausspruch des amtierenden Vizepremierministers Boonchu Rajnasthien (1980): »Innerhalb der nächsten zwei Jahre brauchen wir Geld. Deshalb sollen die Gouverneure die natürlichen Attraktionen in ihren Provinzen zusammen mit einigen Arten der Unterhaltung in Erwägung ziehen. Einige von ihnen mögen diese Formen der Unterhaltung abstoßend und beschämend finden, denn es sind vor allem die sexuellen Arten der Unterhaltung, die die Touristen anziehen. Diese Arten der Unterhaltung sollten nicht verboten werden, nur weil wir hohe Moralvorstellungen haben ...«
Auch jetzt braucht Thailand noch Geld, so daß heute die Politiker genau das gleiche sagen würden, wenn sie von Frauenverbänden, der WHO, der Kirche und anderen Organisationen, die kleinere Initiativen gegen den Sextourismus und den Menschenhandel mit Frauen entwickelt haben, nicht kritisiert worden wären. So gibt es von den Politikern jetzt für die Journalisten und die Politiker anderer Länder kritische Einstellun-

gen gegenüber der einheimischen Sexindustrie, in Wirklichkeit geht aber der Ausbau der Sextourismuszentren weiter. Auf das tatsächliche Kapital Thailands, die asiatische Freundlichkeit, die Landschaft, das Wasser, die Strände und die eigene Kultur, wird keine Rücksicht genommen. Pattaya und andere Sexzentren liegen direkt am Wasser, aber Klärwerke sucht man vergeblich, nicht jedoch schwarze, schaumige, stinkende Abwasserkanäle, die auf einer Breite von vierhundert Metern direkt in das Wasser vor dem Hauptstrand in Pattaya eingeleitet werden. Touristen weichen mittlerweile auf den zwei Kilometer entfernten Jomtien-Beach aus, bei dem die Gefahr, eine Allergie zu bekommen, geringer ist, das Wasser aber mit Algen, Plastiktüten, Teer und Abfall verseucht ist. Bei ca. fünfzehn bis zweihundertfünfzig Prostituierten pro Bar in Pattaya und sechzehnhundert Bars kann das Volumen an Touristen und der damit verbundene Dreck in bezug auf die Umwelt erahnt werden.

Auch die von den Thais vorgetragene Freundlichkeit gegenüber den Fremden, den *farang*, ist in den Sextourismuszentren aufgesetzt und gespielt: »They only smile with the lips and mouth but not with the eyes.« Der Ausländer wird als Geldquelle angesehen, die man anbetteln kann, dem man etwas verkaufen kann und der Sex, Girls oder Gays und »dirty shows« haben möchte und damit völlig zufrieden und glücklich ist. Die Negierung der eigenen Kultur geht so weit, daß es eine Vielzahl von Geschäften gibt, die von Fotos, aus Büchern oder von Polaroids Ölbilder (Reproduktionen) anfertigen. Sie zeugen zwar vom technischen Geschick des Malers, aber offensichtlich ist dem »Künstler« nicht einmal bewußt, was er abmalt: die Französische Revolution, das Heer von William the Conquerer (1066), Fantasy-Bilder oder die Portraits von Picasso, Ronald Reagan und Adolf Hitler, die vertraut nebeneinander hängen. Doch bei den deutschen Männern tut sich nichts im Kopf. Die Defizite mancher Männer gehen so weit, daß sie extra der deutschen Sprache nicht mächtige Mädchen und Frauen aufsuchen, um dann Nazilieder oder ähnliches Gesangsgut ohne Widerspruch laut und fröhlich vortragen zu können. Ein bezeichnendes Beispiel für unvorstellbare Ignoranz: Das Thaimädchen lacht oft »fröhlich« mit, ohne auch nur den Sinn zu erahnen.

Trotz vieler Berichte, Vorinformationen und Forschungsstudien zum Sextourismus ist die tatsächliche Realität nur vor Ort erfahrbar. Eine unvorstellbare Ansammlung von häßlichen Menschen — verfettete, intellektuell, emotional und körperlich verarmte, tätowierte, laute, selbstherrliche Männer, die seit Jahrzehnten nichts mehr für ihren Körper getan haben, im Gesicht verhärtet von Frust und Alkohol, oder aber scheue, kontaktarme, häßliche Männer und bodygebuildete, die vor lauter Narzißmus ihrem Körper gegenüber den Kopf vernachlässigen und ihr Ideal an Schönheit in der BRD nur selten bekommen, da sich die Frauen hier auch gerne unterhalten wollen.

Streiflichter: Da liegen sie am Strand, den jedes Hotel in Phuket und Pattaya direkt vor der Tür hat. In Bangkok sind es die Swimmingpools der Hotels, an und in denen Deutsche und andere »Kunden« ohne Skrupel mit einer unglaublichen Selbstverständlichkeit mit ihrem »Mädchen« sitzen oder liegen. Immense Langeweile ist die Regel. Die Mädchen sprechen nur äußerst dürftig Englisch, die Deutschen weder Englisch noch Thailändisch. Entweder liegen die Mädchen neben den Männern in ihrem Liegestuhl und dösen, schlafen, essen, lesen Comichefte oder spielen mit einer oder mehreren anderen Prostituierten, die auch nichts anderes zu tun haben, Domino aus Zeitvertreib oder um Geld. Abends sitzen sie mit geröteten Wangen im »Haus München« und im »Alt Heidelberg«, »Bei Heike«, in der »Haifischbar« und der »Fischfotzenbar«, »Zum Simpl« etc. Angeboten wird die anscheinend gelungene Mischung zwischen deutschen Videos, der Sportschau mit vierzehntägiger Verspätung, deutschem Essen und thailändischen Prostituierten hinter der Bar. Von den deutschen Besitzern wird alles rosarot gesehen, sie passen sich ihren Gästen an. Es gebe keine Arbeit, die Spaß mache, und die Mädchen machen eben auch nur eine Arbeit wie alle anderen Menschen auch. In den Gesprächen mit den deutschen Männern kam oft ein großer Haß auf die deutschen Frauen zur Sprache. »Meine Alte hat zwanzig Jahre nur kassiert, hab' selbst nur malochen dürfen, aber die ganze Zeit nichts dafür bekommen, kein Wort des Dankes, keinen Sex, da lief nach dem ersten Kind gar nichts mehr. Die wollen immer nur nehmen, aber nichts geben. Da kriege ich hier wenigstens in meinem Urlaub und den Überstunden, die ich abbummle, was für mein Geld. Die Mädchen nehmen hier Rücksicht auf das, was ich will, und sind dankbar ...« — »... für die Frauen in Deutschland, da mußt du echt was bieten, und wenn du nicht weißt, was du reden sollst, läuft gar nichts. Hier kommen die Süßen auf dich zu, hier brauchst du nicht rumreden, die mögen dich auch so ...« Immer wieder die gleichen Argumentationen und verbitterte Ansichten über deutsche Frauen.

Sie seien zu anspruchsvoll, wollen immer nur haben, aber nichts geben, man hätte sich bemüht, wäre aber immer materiell oder emotional ausgenutzt worden. Die eigene Frau habe einen Geliebten gehabt, sei fremdgegangen mit einem anderen Mann, wobei nach den Gründen für dieses Verhalten der Frau und eventuelle Verursacherprinzipien nicht gefragt wird.

Extrem unattraktive und unansehnliche Männer, die dies sich auch selbst eingestehen, argumentieren dahingehend, daß sie sonst nie an so tolle — sprich gutaussehende — Frauen in Deutschland herankommen, dies in Thailand niemandem schaden könne und man ihnen doch ihren »Traum nicht zerstören solle«, jeder hätte doch ein Recht darauf.

Dagegen erklären Männer mit starken Kontaktschwierigkeiten, die zum ersten Mal in Thailand mit einer Frau »richtig« geschlafen haben, daß sie sonst keine Möglichkeit gehabt hätten. Die deutschen Prostituierten würden alles so mechanisch und nach Zeit machen, nicht aber den Männern das Gefühl geben, daß sie sie tatsächlich mögen.
Das Dilemma ist: Auch wenn man ein strikter Gegner der hier beschriebenen Formen der Prostitution ist, wie soll man auf die Millionen defizitärer Männer reagieren? Ist es nicht eine ethische Schwierigkeit, einerseits die Prostitution abzulehnen, andererseits aber auch den immensen Leidensdruck der Männer, die sich eben nicht in kürzester Zeit so verändern können, daß sie eine adäquate Partnerin bei uns in Deutschland bekommen können, zu sehen und zu empfinden? Theoretisch müßten fast alle männlichen Sextouristen — so paradox es auch klingen mag — in eine Therapie, in der sie überhaupt erst einmal lernen und erfahren könnten, welche Vorteile eine Partnerschaft gegenüber einer Konsumbeziehung hat und wie weit sie selbst an sich dafür arbeiten müßten, um sich positiv zu verändern. Der für einen Therapieerfolg notwendige *Leidensdruck* aber fehlt meistens, »da es ja auch so geht. Hier sind die Mädchen billig und wirklich lieb...« Vielleicht reicht es aus, wenn der in das Gehirn dieser Männer eingebrannte Satz »Ich kann Sex und Liebe ja ganz einfach haben.« in die Frage »Was habe ich eigentlich tatsächlich davon?« umgewandelt wird. Interessanterweise kapieren viele Männer erst dann ihre Selbstmanipulation, wenn ihnen ein plastisches Beispiel für ihr Verhalten gegeben wird: »Wir sind als Europäer wirklich nicht attraktiv für die Thaimädchen. Sie sehen die ganzen häßlichen, dünnen und fetten Männer hier. Zudem sind Haare, ob im Gesicht, auf der Brust, am Körper, ganz zu schweigen von Rückenhaaren, äußerst unattraktiv. Die Mädchen arbeiten nur für das Geld und fühlen emotional oder sexuell gar nichts. Wie

sollen sie auch. Stellen Sie sich doch einmal die Situation umgekehrt vor. Wir hätten eine dreißigprozentige Arbeitslosigkeit und würden von der Regierung oder anderen staatlichen Stellen bei uns keine Sozialhilfe, Arbeitslosengeld oder andere Zuwendungen bekommen. Wenn wir nicht irgend etwas arbeiten würden, um Geld zu bekommen, wären wir obdachlos und würden verhungern. Geld hätten die afrikanischen, südostasiatischen und chinesischen Frauen, von denen die alten, häßlichen, fetten und abgemagerten nach Deutschland kommen würden, um in ihrem Urlaub mit wohlgewachsenen deutschen Männern sexuell etwas zu erleben, da sie für die Männer in ihren Heimatländern zu alt bzw. zu unattraktiv sind. Würden Sie sexuell und emotional für die Frau, die sie für zwölf Stunden kauft, etwas empfinden, oder wären Sie froh, wenn alles vorbei ist und sie das Geld haben?« Manche Männer reagieren betroffen auf dieses Beispiel, andere wollen, daß niemand ihren Traum zerstört.

Im Zuge immer weiterer kritisch-negativer Information über Sextourismus und gleichzeitiger Öffnung bisher verschlossener Länder von Polen über die Tschechoslowakei bis hin zur DDR eröffnet sich ein neues Eldorado defizitärer Männerwünsche. Warum in die Ferne schweifen, wenn das Gute liegt so nah. Arme Ostblockländer, in denen selbst der ärmste Bundesdeutsche König ist. Unter den Claqueuren von Perestroika und Glasnost sind auch jene, die neue Jagdfelder ahnen. Keiner fühlt sich angesprochen ob dieser Scheinheiligkeit, Doppelmoral, subtiler Manipulation und unvorstellbarer Arroganz. Wieso auch? Wenn wir alles von Menschen kaufen können, wir ihn so wunderbar in Einzelfunktionen zerteilt haben, sogar noch menschliche Wärme und Anteilnahme vom Therapeuten und der Psychoriege für viel Geld erwerben, warum dann nicht auch schöne, funktionierende Körper?

Außerdem kann man sich nach leichtem Selbsterkennen doch wieder eine Gesprächsbereitschaft zulegen in der Hoffnung, mehr ›echtes‹ Gefühl zu erhalten. Ob Siebenbürgen, Sachsen, die deutschsprachigen Gebiete, die manche Vertriebene gerne wieder eingegliedert sehen würden, oder Ost-Berlin: Man kann sich mit den Mädels wenigstens unterhalten; »man spricht Deutsch«. Zwar ist eher deutsche Hausmannskost als asiatische Liebesraffinesse zu erwarten, aber billig und willig und dazu noch kaltes Bier, da hüpft der Schmerbauch mit dem kleinen Schniedel. Die sehr deutsche Eigenschaft eigentlich längst vergessener Kolonialattitüden scheint da ausgegraben zu werden. Mitten in Deutschland Feudalismus wie in alten Zeiten? Irritation stellt sich ein.

Wieso lassen sich bloß so viele Frauen von so unwichtigen Attributen beeindrucken? Der Westler drüben, ob dick oder dünn, attraktiv oder mit Männlichkeitsattributen nicht so gesegnet, wird interessiert beäugt oder ignoriert. Letzteres von denen, die hasten, mit sich selbst genug zu tun haben oder in ihr persönliches Glück versunken sind, aber das passiert selten. Häufiger gehen die Blicke der jungen attraktiven Frauen auf die Kleidung, Schuhe, Uhr und den Gesichtsausdruck. Symbole des Werbefernsehens, Coca-Cola und der Camel-Hauch der Freiheit.

Wir sind interessanter, weil wir *anders* sind. Haben unsere Mütter nach '45 nicht den Bürstenhaarschnitt jedes Amerikaners, das damalige Symbol von Wohlstand, Freiheit und besserem Leben, anziehend gefunden? Nein, ein böser Schelm, wer in all den neugierigen, neidvollen und erstaunten Blicken ein unerschöpfliches Reservoir für eine weiche Bettstatt sehen will. Jung und attraktiv wollen sie sich verlieben, nicht aber verleihen. Es sei denn, die soziale Not zwingt sie dazu.

Streiflicht Ost-Berlin. Ein Hotel stellvertretend für andere. 23.00 Uhr. An ihren Schuhen wirst du sie erkennen ... Stilettabsätze und Miniplie scheinen die untrüglichen Accessoires bereiter Damen zu sein. MCM-Repliken und Louis-Vuitton-Placebos zur Erhohung des eigenen Marktwertes fehlen hier, dafür ist der Campari-Orange auch hier obligat. Abgeklärte, teilverlebte Gesichter genauso wie stille Schönheiten. Aber sie sitzen alle wie zufällig da. Nur an der Erwiderung eines Blickes oder an der über Stunden sich hinziehenden Langeweile, unterbrochen von dem Ritual des Leerrauchens einer Schachtel Zigaretten, kann man sie erkennen. Versunken in den Lederfauteuils oder aufgereiht an der Bar wie die Spatzen auf der Stange, werden sie von diesen durchschnittsdeutschen Westlern beäugt. Ein Seidenstickerhemd mit Boss-Anzug über dem doch eher desolaten Körper naht. Die Mimik wird im Gesicht manipulativ so zurechtgerückt, daß der Anschein von Interesse die eigentliche Geilheit überdeckt. Oberflächlicher Small talk, gequältes Geschäftslächeln hier, hoffnungsvolles Erlegungslächeln dort. Wechselseitige Taxierung: Bei ihm, ob er mehr als hundertfünfzig DM ausgeben muß und wie sie denn so ist, bei ihr, ob es ein »Schneller« ist. Wer mag schon anstrengende Arbeit. Auch wenn sie im Sinne von Marx nicht mal entfremdet ist, weil ihr ja die Produktionsmittel gehören...

Aber in einer Stunde einen sehr guten Monatslohn verdienen und dann noch die Möglichkeit, im Intershop den Leifheit-Spiegelschrank zu erstehen? Nach dem Motto: »Schatz, wir brauchen eine neue Mischbatterie fürs Bad, tu mal was dafür« scheinen manche festbefreundete Fräuleins sich gelegentlich zu prostituieren. Wie viele wären hierzulande bereit, wenn sie für ein paar Stunden umgerechnet zweitausend DM bekommen würden? Die Deutsche Mark ist stark. Andere sind allein mit Kind und versuchen, ihrem Nachwuchs ein besseres Leben als sie es selbst haben zu ermöglichen. Ob Indien, Thailand, vor unserer Tür oder drüben, der Mechanismus ist überall der gleiche: »They only do it for the money and for a better life!«

Der Mut des Small talks oder Ansprechens wird mit dem Gang auf die Tanzfläche belohnt. Skurrile Szenen spielen sich ab. Neben amerikanischen Touristenpaaren sowie afrikanischen und asiatischen Geschäftsleuten, die sich von dem Flair eines 5-Sterne-Hotels beeindrucken lassen, stechen die kurzzeitigen deutsch-deutschen Verhältnisse beeindruckend hervor. Da wird die schöne große Blonde von einem vier Köpfe kleineren, dickbeleibten, kahl-grauen, schwitzenden und schmerbäuchigen Westler wie eine Ganzkörpergummibefriedigungspuppe aus dem großen Flensburger Erotik-Versandhandel im atonalen Stakkato herumgewirbelt. Vorahnungen auf die Inszenierung der vielleicht folgenden Rammelnummer stellen sich ein. Das abgeklärte, steinern-gelangweilte Gesicht von ihr spricht Bände, die er nicht lesen kann. Sicher, als ›freischaffende Künstlerin‹ ohne Zuhälter kann sie auch weitere Kontakte ablehnen, manche tun es auch. Aber der schnöde Mammon wirkt wie schummriges Licht: Alles kann schöner wahrgenommen werden. All das sind Bilder deutschen Sexuallebens, angereichert mit Skizzen deutsch-deutscher Verhältnisse aus der illustren Geschäftswelt, die einen bitteren Nachgeschmack hinterlassen.

Da bleibt mir nur noch ein Zitat von Engels für die Intellektuellen. Jener, befragt nach der Zukunft der Ehe, antwortete: »Das wird sich entscheiden, wenn ein neues Geschlecht von Männern, die nie in ihrem Leben in den Fall gekommen sind, für Geld oder andere soziale Machtmittel die Preisgebung einer Frau zu erkaufen, und von Frauen, die nie in den Fall gekommen sind, weder aus irgendwelchen anderen Rücksichten als wirklicher Liebe sich einem Mann hinzugeben, noch dem Geliebten die Hingabe zu verweigern aus Furcht vor den ökonomischen Folgen.« Doch wo sind diese mündigen Geschlechter?

## 5. *Die Liebe zu den Menschen und den Attributen der Marionette*

Wir lieben nicht, sondern wir leben, denken und fühlen in *Attributen*. Dieses Fremdwort, im Duden mit »charakteristischen, körperlichen und geistig-emotionalen Eigenschaften und Wesensmerkmalen« übersetzt, ist allgegenwärtig. Weil unsere Kritikfähigkeit und die Ehrlichkeit eigenen Sehnsüchten gegenüber nicht gelernt wird, sind wir anfällig für jedes Attribut.
Lassen wir die Kosten-Nutzen-Beziehungen, um von den strengen Eltern oder aus der ländlichen Provinz wegzukommen, um sozial aufzusteigen oder um den eigenen »Wert« durch die Schönheit des Partners zu erhöhen, einmal beiseite. In was verlieben wir uns, was erhoffen wir uns? Sex? Attraktivität, erotisch-anziehende Ausstrahlung?
Da schmolzen unsere Großmütter bei Rudolfo Valentino, Douglas Fairbanks, Cary Grant und Clarke Gable dahin. Ehe Marlon Brando und James Dean in den fünfziger Jahren zu den männlichen Sexsymbolen gekürt wurden, gab es zumindest in Deutschland in der kurzen Zeit des tausendjährigen Reiches bis auf die Ausnahme von Willy Fritsch eine Unterbrechung individueller Sexsymbolik.
Das in jeder Zeitschrift idealisierte Bild des deutschen Arbeiters oder des Sturmtruppsoldaten, dessen jugendliche rassisch-arische Schönheit von Kampfgeist geprägt war, den ebenmäßige Gesichtszüge und Adlerblick auszeichneten, der das riesige Ausmaß deutschen Bodens und den Fortschritt der nationalsozialistischen Bewegung symbolisieren sollte, wurde noch durch die von den Bildhauern Arno Breker und Josef

Thorak geschaffenen statischen und monumentalen Figuren übertroffen, die zwar den griechischen Jüngling als Vorbild hatten, in Wirklichkeit aber wie Götter aussehen, die man verehren, nicht aber erotisch finden, begehren oder lieben kann. »Der Führer« Adolf Hitler symbolisierte Stärke, Fortschritt, Sicherheit und Geborgenheit, wobei der »Kult des Begehrens« so weit ging, daß viele deutsche Frauen »ihrem Führer« ein Kind — und damit sich — schenken wollten. Auch hier kommt wieder das Denken in Symbolen zum Vorschein und nicht das kritische Analysieren von Phrase und Wahrheit.
In der heutigen Generation wechseln die Vorstellungen eines sexuell attraktiven Mannes schnell. War es gestern noch Mick Jagger, Alain Delon, der junge Elvis oder John Travolta, sind es heute die verschiedenen Vertreter der Seifenopern, der Krimiserien, der Tanzfilme und der Streifen mit sexueller Komponente. Ob der weißhaarige Blake Carrington in Denver auftritt, Mickey Rourke in »Neuneinhalb Wochen«, Patrick Swazey in »Dirty Dancing«, Sylvester Stallone in »Rambo« I bis unendlich, Don Johnson in »Miami Vice«, Christopher Lambert, Götz George, Sascha Hehn oder die »Männer« Heiner Lauterbach und Uwe Ochsenknecht; alle stellen sehr unterschiedliche Charaktere dar, und die Skala der Bewertung reicht bei verschiedenen Gruppen von Betrachtern von »sexuell völlig abtörnend« bis zu »aufregend sexy«. Nicht zu vergessen Manfred Krug und Arnold Schwarzenegger, Männer wie Paul Newman und Sean Connery, die über Jahrzehnte ihre erotische Ausstrahlung beibehalten und weiterentwickelt haben, oder Männer, die trotz Glatze und zunehmendem Alter eine immens erotische Anziehung auf Frauen haben, wie beispielsweise Pablo Picasso oder Michel Piccoli. Richtig schwierig wird es dann, wenn man versucht hat zu lernen und damit zu verstehen, warum denn nun der eine oder andere sexy wirkt: der bodygebuildete Körper, an dem jeder Muskel sein Spiel

treibt, das ebenmäßige Gesicht mit den männlichen Wangenknochen, der kindlich-neugierige Augenausdruck oder das Starke, Coole? Und dann wird man von der Freundin damit konfrontiert, daß sie Gérard Dépardieu tierisch erotisch findet. Das viel zu dicke Kinn, die schiefe, große Nase, der leicht verfettete, ungeschlachte Körper, das soll auf Frauen sexy wirken? Weiteres Nachfragen wird mit der lapidaren Antwort »Der hat eine Wahnsinnsausstrahlung, zwischen Macho und weich-verletzlich« abgewürgt. Erneute Unsicherheit stellt sich ein. Hatte ich mir nicht die Gedankenkonstruktion mühsam zurechtgebastelt, daß das äußere Erscheinungsbild so entscheidend ist für die sexuelle Ausstrahlung? Und wie, verdammt noch mal, ist es zu erklären, daß bestimmte Typen, die nun wirklich nicht mit den Attributen klassischer Schönheit gesegnet sind, auf der Party oder im In-Lokal auffallen, alle Blicke auf sich ziehen und nach kurzer Zeit die Frauen in ihren Bann ziehen? Diese Männer sind eben anders. Sie hängen nicht cool und eher abgehoben über der ganzen Gesellschaft herum, sondern gestikulieren, lachen, unterhalten sich, haben anscheinend irgend etwas mitzuteilen. Und sie stehen im Mittelpunkt, obwohl sie objektiv rein äußerlich betrachtet wirklich im Vergleich mit der eigenen Person nicht so gut abschneiden würden. Und was haben die Männer um die vierzig an sich, die mit sehr attraktiven und wesentlich jüngeren Frauen zusammen sind?

Eigentlich ist es ganz einfach. *Sexy* ist ein Kunstwort. Ein Mensch, dem diese Eigenschaft und Wirkung zugesprochen wird, löst bei dem Betrachter das Bedürfnis aus, zu begehren. Das Verlangen, das Streben, der Wunsch, ja — nach was eigentlich? Nach Berührung, Erregung, den Menschen alleine zu besitzen, ihn erregen zu wollen, nach Geborgenheits- und Innigkeitsgefühlen, nach Geilheit, Macht über ihn zu haben oder doch »nur« das Gefühl der warmen Haut?

Kehren wir noch einmal zu dem kleinen Erdenbürger zurück. Dieser Abstecher in die Kindheit ist nötig, um zu verstehen, warum wir eigentlich überhaupt jemand anderen begehren bzw. uns selbst begehrenswert machen.
Vor der Geburt befinden wir uns — unabhängig von unserer Geschlechtszugehörigkeit — in einer vollkommenen Umarmung und werden ständig gestreichelt. Wir schwimmen neun Monate und ein paar Tage länger in der Fruchtblase, die warme Fruchtwasserflüssigkeit umgibt uns und vermittelt uns ein Gefühl der Sicherheit, der Geborgenheit. Wir sind durch die Nabelschnur mit unserer Mutter verbunden, von ihr, wenn man so will, abhängig. Wir *reagieren.* Mit der Geburt verlieren wir die Geborgenheit der warmen Gebärmutter, und da wir unsere Körpertemperatur noch nicht selbst regeln können, suchen wir Hautkontakt und Wärme. Auf Streicheln reagieren wir wohlig und positiv. Wir schreien dann nicht, giggeln und ludeln vor uns hin und fühlen uns eigentlich — von gelegentlicher schreiender Bitte nach Nahrungsaufnahme und der Bitte nach einer neuen Windel abgesehen — sehr wohl. Der körperliche Kontakt zu unserer Mutter oder anderen ersten Bezugspersonen, die uns Wärme vermitteln, ist sogar überlebenswichtig. Fehlt er völlig, wird das Kind apathisch, autistisch, krankheitsanfällig, entwickelt sich körperlich und psychisch schlecht, was bis zum frühen Tod führen kann. Alle Formen der *Aufmerksamkeit* — Berührungen, Augenkontakt, Ansprechen, Lachen, in einer bestimmten Tonlage (lieb, weich, sanft) — und die vielen Formen der verbalen (d. h. sprachlichen) und nonverbalen Kommunikation bestätigen dem Kind, daß es etwas ist, darstellt, zwar noch nicht selbständig ist, aber etwas Eigenständiges, Individuelles. Belohnt werden die Zuwendungen der Eltern oder anderer Bezugspersonen durch das Lachen und Freuen des Kindes. Wer kennt nicht das mühsame Hervorbringen von Lauten, das eher an die frühe Deutsche Welle erinnert

(»dadada«), aber dennoch den Versuch darstellt, ganz eigene Gedanken, Gefühle und Wahrnehmungen mitzuteilen. Wir versuchen, sie zu verstehen, einzuordnen und freuen uns über diese Aktivität des Kindes. Erst ahmt das Baby und Kleinkind viele sogenannte soziale Signale wie das Lächeln und die Palette der verschiedenen Augenausdrücke nach, um irgendwann zu erkennen, daß es selbst mit einer eigenen Handlung, ob es ein Ansehen, Artikulieren, ein Lächeln, Schreien, Juchzen oder Weinen ist, bei anderen Menschen Reaktionen auslösen kann. Das Kind wird sich so seiner selbst, der Individualität und auch der Macht, etwas auslösen und erreichen zu können, bewußt.

Ein Kind achtet noch nicht auf das, was wir unter erotischer und sexueller Anziehungskraft verstehen. Neugeborene und Kleinkinder sind aufgrund der noch nicht so ausgereiften Struktur des Gehirns gar nicht in der Lage, so komplexe Gefühle zu entwickeln, die wir Erwachsenen mit der Sexualität tatsächlich oder auch nur gedanklich verbinden. Sie sind eben noch nicht durch die Werbung und die in den Medien vertretenen Ideale, wen wir zu mögen haben und was wir als attraktiv zu empfinden haben, geformt. Kinder gehen, sofern sie nicht in einer Umgebung aufgewachsen sind, in der sie durch Verbote, Drohungen und eine Überbemutterung (›overprotection‹) ängstlich gemacht worden sind, prinzipiell offen.

Ob schwarze oder weiße Haut, blaue, grüne, braune oder mandelförmige Augen, ein bißchen dicker oder dünner, als Kind machen wir erst dann einen Unterschied in unserer Sympathie, wenn wir die Ablehnung gegenüber diesem anderen, neuartigen Kind von unseren Eltern spüren oder selbst schlechte Erfahrungen gemacht haben. Alle die Minderheiten, die wir aufgrund unserer Berührungsängste vor dem Neuen, dem Anderen oder aus unserem schlechten sozialen Gewissen heraus aus unserem persönlichen Bezugsfeld ausgegrenzt haben, sind für ein Kind erst einmal einfach nur interessant. Als Kind sind wir noch begierig darauf, alles zu verstehen, als Erwachsene maßen wir uns an, andere verstanden zu haben, um damit ihre Ausgrenzung, unser Desinteresse, die persönliche Ablehnung und unser mangelndes soziales Engagement zu rechtfertigen. Bettler, Homosexuelle, Tunten, Ausländer, geistig oder körperlich Behinderte, religiös anders Empfindende, von Punks über Rocker und Yuppies bis hin zu Poppern, Alternativen, Konservativen oder Progressiven. Als Kind interessieren wir uns nicht für diese Unterschiede und die vielfältigen Bewertungen, im Gegenteil. Wir achten nur darauf, was uns tatsächlich an Aufmerksamkeit, Zuwendung, Phantasie, Interesse und Sympathie entgegengebracht wird. Unsere Aufmerksamkeit ist zunächst auf alles Neue gerichtet: die lila gefärbten Haare, der beim Mann zur Zeit in die Mode kommende Mozartzopf, der Bart, die weißen Haare, die andere Kleidung und vieles mehr. Besonders wichtig aber ist die mehr oder minder entwickelte Fähigkeit der Erwachsenen, mit dem Kind spielen zu können und es durch Erzählen und Zuhören, durch Sehen und Zeigen, durch Mimik, Stimme, Augenausdruck und den Spaß, selbst als Erwachsener irgendeine Rolle spielerisch einzunehmen, zu begeistern und zu faszinieren.

Diese Freude am Entdecken des Neuen haben wir auch uns selbst gegenüber. Wir empfinden unsere Sinnlichkeit, das tolle Gefühl, das wir uns durch Streicheln und Zärtlichkeiten schaffen können, und wollen es auch anderen Menschen, die wir gerne mögen, geben. Das kindliche Herumgerangel, das Getanze nach der Musik aus dem Radio mit der besten Freundin oder das Doktorspiel sind als Stufen der wünschenswerten Entdeckung der eigenen Körperlichkeit zu sehen.

Die Welt wäre wunderbar, human, freundlich, und die Menschen wären offen und hätten keine Schwierigkeiten mit ihrer oder der sexuellen Ausstrahlung anderer, wenn wir als Kinder nicht gelernt hätten, sie und uns zu vergleichen, zu beurteilen und leider auch zu verurteilen. Plappern wir vor der Einschulung noch mehr oder minder unreflektiert die Werte und Maßstäbe nach, die von unseren Eltern vorgelebt und uns gesagt wurden, beginnen wir mit zunehmendem Alter Fragen nach dem Warum und der Richtigkeit unserer Ideen zu stellen. Wir beginnen, nicht einfach nur offen zu sein, sondern gleichzeitig zu reflektieren. Philosophisch könnte man sagen, wir versuchen, unsere subjektive Wahrheit dahingehend zu überprüfen, ob sie sich auch mit der objektiven Wahrheit deckt. Wir überdenken kritisch unsere Werte, Einstellungen und Urteile. Zumeist wollen wir nicht so wie die Eltern denken und handeln. Wir wollen freier und glücklicher sein und den zumeist verkorksten Gefühlsbereich, der zugunsten der Arbeit, der Schaffung eines Heimes und eines bestimmten Wohlstandes vernachlässigt wurde, bei uns selbst besser entwickeln. Wer kennt nicht die Kämpfe von zu Hause, wenn es um die Art der Kleidung geht oder um die Tendenz zur individuellen Frisur; wer erinnert sich nicht an das sprachliche Gemetzel, wenn es darum geht, länger wegbleiben zu dürfen, die eigene politische Meinungen vertreten zu wollen, oder die entstandenen Probleme mit der Freundin, die weder vom Aussehen, der Art, Bildung und sozialen Schicht zum Sohn paßt. (»Er hat doch etwas Besseres verdient als *dieses* Mädchen.«) Warum ich mich für dieses Mädchen begeistere, es faszinierend finde und ihm nahe sein möchte, scheint unwichtig zu sein. Sobald sie erwachsen sind, meinen viele, die seien fertig. Das Weltbild und die Wertvorstellungen sind mit achtzehn Jahren oder ein paar Jahren später fast komplett zurechtgezimmert — oft aus Protest gegen die jahrelange Bevormundung. Sie sind fertig, unverrückbar und unkritisch sich selbst, aber sehr kritisch anderen »bedrohlichen« Meinungen gegenüber. Dabei erkennen nur wenige, daß das Erwachsensein mit einem lebenslangen *Er-*

*wachsenwerden* unauflöslich verbunden ist. Stillstand bedeutet auch hier Stehenbleiben. Biologisch und gesetzlich abgesegnet sind sie erwachsen, in Wirklichkeit aber (psychisch) leer, uninteressant, tot. Das Entdecken, das spielerische Element im Leben, die Freude an der Veränderung fehlt. Auch der Sex-Appeal geht ab — trotz ebenmäßiger Gesichtszüge, einem Mund, den man küssen möchte, und den kräftigen Armen, in deren Umschließung Geborgenheit zu spüren wäre.

Mit dem Beginn der Pubertät merken wir an uns selbst, bei Freunden und Klassenkameradinnen körperliche und auch psychische Veränderungen. Schambehaarung, Muskelzuwachs, Körpergröße, Stimme, Penis. Bei den Mädchen die Entstehung eines weiblicheren Körpers, das Knospen der Brüste und all das, was sich wissenschaftlich die primären und sekundären Geschlechtsmerkmale nennt. Das ist neu und erst einmal interessant. Haben wir im letzten Jahr noch halbnackt mit Freunden und Freundinnen im Garten herumgetollt, ist es jetzt irgendwie tabuisiert. Nicole und Petra ziehen sich nicht mehr unbefangen aus, wenn man zum Baden an den Baggersee fährt. Badeanzüge — ein- oder zweiteilig — werden der Nacktheit vorgezogen. Und auch über den eigenen Lenden sitzt eine Badehose, da es schon öfter, gerade wenn Mädchen in der Gegend sind oder einfach nur so durch irgendwelche Gedanken zu einer ach so peinlichen Erektion gekommen ist. Man würde ja auch gerne das andere, Neue bei den Mädchen entdecken, aber die Unbefangenheit der Kindheit ist der Befangenheit der Pubertät gewichen. Aber in die wöchentlichen Zeitschriften mit den erotisch anziehenden Frauen darf genauso geguckt werden wie in das tägliche Boulevardblatt mit der Nackten auf Seite zwei. Die ersten Pornohefte vertiefen das vermeintliche Wissen über das, was jetzt mit einem Mal so tabuisiert ist. Der stille Erich aus der gleichen Klasse hat so ein tolles Spiel auf seinem Heimcomputer laufen, wo man mit wenigen Befehlen eine Frau einfach ausziehen kann; mit einem Tastendruck macht sie auch wirklich fickende Bewegungen — und das alles in Farbe und immer mit attraktiven Frauen. Schlank, vollbusig, knackig, glutäugig, langhaarig. So bildet sich immer deutlicher das Klischee der Frau heraus, so wie sie auszusehen hat. Überzeichnete Wesen wie aus einer anderen Welt, Ideale entstehen hier. Die Modells aus der Werbung, der Pornographie, der Medienvielfalt sind realisierte Wunschvorstellungen. Wenn die Zufälle der Natur nicht für Ebenmäßigkeit, gerade, kleine Nasen, geschwungene Lippen, große Augen, entsprechenden Busen etc. gesorgt haben und auch ein zeitaufwendiges Körpertraining, Bodybuilding und Braten in der Sonne nicht den gewünschten Erfolg zeigt, ist der Weg zum schon zitierten plastischen Chirurgen vorprogrammiert. Nur jede zehnte Operation ist erfolgreich. Die vielen neuen schiefen Nasen mit den unproportionalen, großen Öffnungen. Augenlider, die nicht wieder aufgehen. Lach- und Sorgenfalten, die dem Gesicht den Charakter von Leben, Einstellung und Erfahrung gegeben haben, sind ausdruckslos glattgebügelt. Narben entstehen, die oft über lange Zeit schmerzhaft, störend und entstellend sind. Silikonkissen werden eingepflanzt, die unter der Haut der Brust schmerzhaft ziehen oder auslaufen und um die sich eine Kapsel aus Bindegewebe bildet, die hart wie Kruppstahl ist, so daß die weibliche Brust wie die Karikatur einer Schönheitsoperation aussieht. Ein Zwischending zwischen bezaubernder Jeanny und einer weiblichen Kunstfigur aus einem Heavy Metal Comic entsteht. Brigitte Nielsen läßt grüßen. Und Elizabeth Taylor lugt mit samtenen Augen und einem faltenlosen Teint hinter der Weichzeichnerlinse hervor. Eine schöne neue Welt, auf die wir Männer wunderbar hereinfallen. Und genug Damen machen mit. Sie halten Äußerlichkeiten für wichtiger als die Arbeit an ihren psychischen Eigenschaften und stellen dann jene Männer, die nur oder überwiegend auf das entsprechende Äußere achten, aus ihrer Stärke heraus vor die Wahl: Entweder hinterfragst du deine typisch männlichen Wertevorstellungen und bist auch bereit, dich zu verändern, oder ich erlaube mir, kein Interesse mehr an deiner Person zu zeigen. Laufpaß und auf Wiedersehen.

Kehren wir noch einmal zu den Beispielen der angeführten Männer aus Film, Fernsehen, Werbung und Politik zurück, die nicht von jeder Frau, aber doch von vielen, mehreren oder bestimmten Gruppen als sexy, attraktiv und sexuell anziehend empfunden werden. Wie kommt es, daß es *heute* kaum mehr Frauen gibt, die Adolf Hitler so anziehend finden, daß sie ihm nahe sein wollen oder ihn sogar begehren, ein Kind von ihm wollen? Warum belächeln viele von uns das Hinschmelzen für John Travolta und Sascha Hehn, gestatten aber diese Begeisterung zumindest den Bravo-Leserinnen, auch wenn wir selbst jene Herren — ob zu Recht oder Unrecht — für ›Weicheier‹ halten? Und was ist mit den Frauen, die Rambo und Schwarzenegger ›geil‹ finden und sich an einem bodygebuildeten Michelinmännchenkörper hochziehen? Unser und deren Bewußtsein macht's.

In *Bewußtsein* steckt das Wort *wissen*. Hitler, um diesen extremen Vergleich zum besseren Verständnis anzuführen, war zweifellos ein Volksverführer, Demagoge, Agitator. Er war ein Begeisterer der Massen, der dummen, der nicht aufgeklärten, der nicht wissenden Masse von Menschen, die aus Unzufriedenheit offen für die Verheißungen waren, nicht aber kritisch. Dieser Mann hatte Macht, weil er die Vorurteile und die Angst der Masse kannte ... Mit Rhetorik, Gestik, Stimme, mit künstlich gespielten Ausbrüchen von Gefühlen zog er die Masse in seinen Bann. Heute wissen wir, worauf er seine Macht aufgebaut hatte: auf Lügen, Unwahrheiten, Verdrehung von Information und Wissenschaft, Intoleranz, Unterdrückung Andersdenkender bis hin zur Ausschaltung und zum Massenmord. Er betrieb Macht*mißbrauch*. Heute können wir weder Geborgenheit, Wärme, geschweige denn Zuneigung für diesen Mann empfinden. Er war nur scheinbar stark, und das nur deshalb, weil die anderen so schwach waren. Heutige Verführer und Manipulatoren müssen denselben Mechanismus — die Vorurteile und die Angst der einzelnen zu kennen — benutzen. Und auch sie werden von Frauen als begehrenswert und erotisch empfunden, weil sie anders, neu sind, Sicherheit und Überzeugung ausstrahlen und einigen Wünschen entsprechen. Es muß keine Tötung, Mord oder Verfolgung Andersdenkender mehr geben, es reicht schon die Ausgrenzung des vermeintlich Guten, Schönen, Erstrebenswerten und das Locken genau mit dem, was wir uns schon lange gewünscht haben, uns aber irgendwie nicht erschaffen konnten in unserer Realität aus Arbeit, Streß, wirtschaftlichen, gesellschaftlichen und politischen Zwängen, dem unpersönlichen, unfreundlichen und unemotionalen Umgang anderer Menschen mit uns. Der Bhagwan-Kult ist ein treffendes Beispiel hierfür. In der Blütezeit der Sanyassins haben viele Anhängerinnen Bhagwans ihn begehrt — sexuell-emotional und voller Liebe. Nachdem Presse und Medien — sicherlich auch in unschöner Weise — die subtilen und unterschwellig verpackten Machtstrukturen der Enklaven in Poona und anderswo genauso aufdeckten wie die Neurosen des Meisters, verlor er für viele Frauen seinen erotischen Reiz. Respekt, Achtung und auch »Verehrung« wichen Skepsis, Aggression und Mitleid, sofern er nicht durch die verzerrende Brille der Verklärung gesehen wurde. Seine Ansprachen und Texte wurden kritischer betrachtet und analysiert, und die Mischung aus sinnvollen, wahren Ansichten mit subtilen Mechanismen der Wegführung von Eigenverantwortlichkeit und Mündigkeit als Verführungscocktail erkannt.

Männer wie Sascha Hehn und Don Johnson, äußerlich attraktive Männer ohne Schmerbauch oder Flachbrüstigkeit, die sich durch große, neugierig interessierte Augen und einen Mund mit sinnlichen, geschwungenen Linien auszeichnen, wirken beim ersten Ansehen sexuell anziehend. Erfahren wir durch die Presse, in Interviews und Talkshows Näheres über so einen Mann, nicht über seine Rolle, sondern wie er sich als Mensch gibt, ob er sich durch Charakter, Sicherheit, Toleranz, Selbstkritik und Aufmerksamkeit auszeichnet oder ob sich hinter der attraktiven Fassade nicht viel mehr als ein auf sich selbst bezogener, unpartnerschaftlicher Narziß verbirgt, verliert der Mensch zumeist das, was wir in ihm sehen möchten oder gesehen haben. Er ist nicht mehr sexy, sondern wird uninteressant, langweilig, eine bessere Hülle für einen schlechten Kern.
In Jungmädchenzeitschriften und den Medien, die sich überwiegend an Leserinnen wenden, welche nicht so stark hinterfragen und mit ein paar griffigen Überschriften aus dem Privatleben, schönen Hochglanzpostern zum Aufhängen und mit einem leicht lesbaren Text mit nicht zuviel Tiefe und seichten Interviews zufriedenzustellen sind, werden diese Männerideale ausgewalzt. Die Mädchen und Frauen, die diese Information, die sie vorgesetzt bekommen, nicht kritisch hinterfragen, werden auf genau »diese Typen stehen«, sie geil und sexy finden. Das Erwachen ist sehr schmerzhaft. Entweder entwickelt sich der »Haß auf die Scheiß-Männer«, oder die eigenen, so berechtigten Wünsche und Ansprüche auf Zuneigung und Liebe werden verdrängt und verleugnet. Frau ist eben zufrieden mit dem Wenigen, was sie bekommt, anstatt ihre Duldsamkeit aufzugeben.
Um nicht mißverstanden zu werden: Es geht nicht darum, äußere Vorzüge bei bestimmten Männern zu verneinen. Aber genauso wenig, wie sich aus dem Zusammenlegen zweier schöner, attraktiver Menschen zwangsläufig eine erregende, inten-

sive Sexualität ergibt, lassen sich von der Hülle des Menschen Rückschlüsse ziehen auf Offenheit, Sensibilität, Zartheit, Aufmerksamkeit und tatsächlichem Interesse am Partner. Es gäbe dann wohl kaum mehr die vielen schlechten »one night stands« und scheiternde Beziehungsversuche.

Es wäre schön, wenn wir, Männer und Frauen, die Ehrlichkeit und das Bemühen in uns hätten, nicht Hüllen der Arroganz, der Coolness, Überheblichkeit und des Falschen um uns herum künstlich zu errichten, wo wir uns doch in der Wirklichkeit viel schwächer fühlen. Ein Mann, der seine körperliche Attraktivität erkennt, sie ausbaut und intensiviert, ohne gleichzeitig seine geistige Attraktivität zu erkennen und sie dem gleichen Mechanismus der Weiterentwicklung zu unterziehen, ist wie eine Suppe ohne Salz: zwar warm, aber fade. Wie groß ist die Enttäuschung bei der Frau, wenn der muskulöse Körper — ob an einem feingliedrig oder athletisch gebauten Mann — Stärke und dadurch mögliche Geborgenheit signalisiert, der Kopf aber dieses Versprechen nicht hält: eine psychische Memme oder gar ein Narziß, zu ängstlich, außer bei sich selbst und den eigenen Belangen Initiative zu entwickeln, ein Mensch, der es nicht schafft, in der Partnerin Stärken, Schwächen und den gesamten Menschen zu sehen, dem man sich vorsichtig nähert und in der Andersartigkeit entdeckt, anstatt ihn unter dem Deckmäntelchen des Wortes Liebe zur Befriedigung von ein paar Bedürfnissen zu mißbrauchen. Das hört zwar kein Mann gerne, spiegelt aber leider nur die Realität wider. Erfahrungen mit solchen Männern schärfen bei vielen Frauen aufgrund der Verletztheit und der daraus entstehenden stärkeren Sensibilität das Bewußtsein. Sie sind gewarnt, wenn sie gerade mit solchen Hüllenmännern, seien sie äußerlich auch noch so attraktiv, eine Beziehung beginnen bzw. ihnen gegenüber — ob in der Disko, dem In-Laden, auf der Straße oder auf den anderen eher anonymen Anbahnungsplätzen zwischenmenschlicher Kommunikation — Interesse zeigen und signalisieren. Sexy macht die Erwartung, die Vorstellung, wie schön es sein könnte, diesem Menschen nahe zu sein, psychische und physische Berührungen auszutauschen und zu erleben, wechselnde Rollen wie im Spiel einer längst verlorenen Kindheit einzunehmen, Phantasien zu entwickeln und zu erleben. Sexy macht das Bewußtsein. Ist es richtig, stimmt auch der Körper, die nicht so gerade Nase, der kleine Bauchansatz und auch der Po, der durch das viele Sitzen bei der Arbeit — zusätzlich zu den langsamen Veränderungen mit zunehmendem Alter — sich nun mal mit dem Knackarsch eines achtzehnjährigen Models oder Sportlers nicht messen lassen kann. Wozu auch? Bei der Ausstrahlung, der Sensibilität, dieser Zärtlichkeit, diesem Interesse, dieser Partnerschaftlichkeit, diesem erotischen Umgang mit der Stimme, den Augen, den Worten werden auch die spärlichen Brusthaare oder die affenmäßige Behaarung des Rückens, die dünnen Waden und der eingedrückte Po und andere Äußerlichkeiten, bei denen manche innere Vorstellung »Unattraktivität« signalisiert, mit einem Mal umgedreht. Es und er wird geliebt und begehrt. Sogar der Pickel auf dem Rücken, den man so gut »pitschen« kann, stört nicht, auch nicht die Aknenarben, Muttermale oder all die anderen Dinge an Haut und Haaren, die uns fremdartig erscheinen, weil sie uns bei den Models und den anderen Idealen vorenthalten — oder zugeschminkt — werden.

Die Ursache für das hier angesprochene Aufbauen von Hüllen ist ein psychisches Verhalten der emotionalen Verarmung, das der Volksmund Eigenliebe nennt, die Wissenschaft Narzißmus. Man braucht viel Aufmerksamkeit, Sensibilität und Wissen, um die so perfekt gestalteten Mauern eines Narzisses zu erkennen und niederzureißen. Es geht nicht um den für wirklich jeden sichtbaren äußeren Narzißmus, bei dem der Mann gockelhaft und wie ein Pfau in der Riege der ihn vermeintlich vergötternden Anbeterinnen auf und ab stolziert, sondern um die eigentlich ganz netten Männer (und Frauen!), die zunächst geschickt verstehen, durch eine ansprechende Optik und eine freundlich interessierte Art nicht nur auf sich aufmerksam zu machen, sondern es auch schaffen, daß man/frau sich in sie verliebt; die also durchaus bereit sind, Interesse, Energie und »Gefühle« zu investieren. Haben Sie erst einmal erreicht, daß der andere Mensch sich verliebt hat oder meint zu lieben, bedeutet das für den Narziß schon Erfolg, Bestätigung, Genugtuung.

Der Begriff des Narzißmus wird von dem griechischen Halbgott Narkissos hergeleitet, der sich in sein eigenes Spiegelbild verliebte und an ungestillter Sehnsucht nach sich selbst starb. Er beinhaltet Selbstliebe und die Unfähigkeit, andere Menschen zu lieben.

Erfahren wir in unserer frühen Kindheit nicht genügend Liebe, Wärme, Aufmerksamkeit, Hautkontakt, Bestätigung und Stimulation, entwickeln wir auch unser Selbst — unser individuelles Ich — nur unzureichend und ungenügend, um uns mit unseren Stärken und Schwächen offen auf andere Menschen zuzubewegen und Beziehungen mit ihnen knüpfen zu können. Da wir selbst nicht in der Kindheit angenommen wurden, nehmen wir weder uns noch den Partner aus Angst vor Ablehnung an. Selbstliebe und Selbstrespekt, die unabdingbaren Voraussetzungen für das Entstehen einer späteren gleichberechtigten Kommunikation in der Partnerschaft sind nicht oder kaum entwickelt.

Als Erwachsene bauen diese Menschen — Männer und Frauen — ein künstliches, verfremdetes Selbst auf, welcher mit den realen Verhältnissen nichts zu tun hat. Andere Menschen werden durch »größenwahnsinnige« Selbstdarstellung, durch Nicht-

heranlassen von berechtigter Kritik, durch »In-sich-gekehrt-Sein«, »Rechthaberei«, durch irreale Ansprüche, Forderungen und Wünsche auf Distanz gehalten. Selbst der »geliebte« Mensch wird auf Distanz gehalten. Der narzißtisch Persönlichkeitsgestörte schafft es, durch das Ignorieren der berechtigten Ansprüche und Wünsche des Partners Wut und Aggression beim anderen auszulösen und sieht diese Reaktionen (unbewußt!) als Bestätigung seines Selbst an, denn er ist ja durch diese Form der Aufmerksamkeit bestätigt worden. Somit ist der Narziß *unfähig* zur Liebe; er steuert den Partner durch eine oft perfekte Mischung aus emotionalem (oder auch materiellem) Heranziehen und gleichzeitiger oder folgender Distanzierung. Viele narzißtisch orientierte Menschen halten es für sinnvoll — besonders nach den mehrfachen, aber vergeblichen Versuchen des Eingehens einer Beziehung —, ihre Bestätigung in häufig wechselnden sexuellen »Erlebnissen« ohne großes gefühlsmäßiges Engagement (promiskuitives Verhalten) oder im »Kauf« des Partners, d. h. durch Befriedigung materieller, aber nicht emotionaler Bedürfnisse (Kosten-Nutzen-Beziehung) des Partners zu suchen.
Fast alle Menschen sind mehr oder wenig narzißtisch und legen damit ein Verhalten an den Tag, das in Wirklichkeit nur aus Angst und ihren Minderwertigkeitskomplexen resultiert. Narzißmus ist nicht zu verwechseln mit einem gut entwickelten Selbstwertgefühl, zu dem gehört, daß der Betreffende sich jederzeit kritisch hinterfragt, ob seine Stärke auch der Realität entspricht und er damit niemanden dominiert. Anders ausgedrückt: Ich kann mich über mein Äußeres genauso wie über mein Wissen oder meine Art freuen, egal, auf welcher Attraktivitätsstufe ich auch stehen mag, welchen Intellektualitätsgrad ich auch habe, wenn ich bereit bin, andere damit nicht zu dominieren. Somit wird die Freude über die eigene Körperlichkeit und erotische Ausstrahlung, das Wissen, die Einstellungen

und Eigenschaften legitim, und ich kann sie selbstbewußt — als ein Resultat *meines* Tuns — nach außen tragen.
Ein Narziß mißbraucht diese Möglichkeit, in dem er sich selbst mit den verschiedensten Eigenschaften wesentlich besser darstellt, als er in Wirklichkeit ist. Er erdrückt und dominiert andere Menschen, es fehlt ihm an der Sensibilität und der Reflexion, das eigene Verhalten auch danach auszurichten, was für den anderen, den Beziehungspartner positiv ist. Ein Narziß denkt und handelt egoistisch, seine Bedürfnisse erscheinen ihm meist wichtiger und eben nicht gleichberechtigt wie die des Partners. Kritik wird durch Dominieren, Ignorieren oder eine ausgefeilte Rhetorik abgeschmettert; nutzt auch dieses nichts, wird lieber der Mensch, der Freund oder die Freundin verlassen, als daß es zu einer Veränderung der eigenen Person kommt.

Wenn ein Mann oder eine Frau es schafft, dem Partner die Sicherheit und die Gefühle zu geben, die das schwach ausgeprägte Selbst stärken, so daß der Mensch sich mit seinen Vor- und Nachteilen realer sieht, dürfte das für eine Partnerschaft eines der stärksten Bindeglieder werden. Allerdings nur unter der Voraussetzung, daß der »Stärkere« hier nicht auch seine Macht mißbraucht, um den anderen zu unterdrücken oder zu dominieren.
Wir leben in einer emotional verarmten, narzißtischen Gesellschaft, in der die Entfremdung zwischen den einzelnen Individuen immer stärker wird, obwohl jeder einzelne letztlich nur lieben und geliebt werden will. Die anfängliche Wahrnehmung von Attraktivität weicht der Enttäuschung, daß der Mann innerlich nicht das halten kann, was er äußerlich verspricht. Er verliert seinen »Sex-Appeal«. Männer, die sich von der Frisur, der Kleidung, der Sprache und deren gedanklichem Inhalt her ähnlich verhalten wie ihr Gegenüber, weil sie mei-

nen, sie würden dadurch ankommen, verlieren bei kritischen Frauen, die diese »Mache« durchschauen, ihre erotische Anziehungskraft. Sie wirken — zumindest auf diese Frauen — nicht mehr erotisch.

Wir alle haben Vorurteile, die uns hemmen. Die Attribute der Attraktivität oder Häßlichkeit werden uns nicht in die Wiege gelegt. Es ist unsinnig zu behaupten, man sei so, anstatt von möglicher Veränderung auszugehen.

Haben Sie noch nie etwas von dem unscheinbaren grauen Mäuschen gehört, welches sich in eine strahlende, schöne Prinzessin verwandelt hat? Oder von dem Märchen, in dem ein glibberiger Breitmaulfrosch zu einem wunderschönen Königssohn wird? Märchen spiegeln immer Wunschwelt und Realität wider. Noch einmal sollten wir an unsere Schulzeit zurückdenken, an die vielen verschiedenen Gesichter, die damals schönen, ebenmäßigen, dicklichen, verhärmten und unattraktiven mit den entweder neugierigen, glänzenden Augen oder den eher müden, teilnahmlosen, desinteressierten und in sich gekehrten. Während unseres Ausbildungsweges mit Volks-und Mittelschule, vielleicht auch Gymnasium und Studium, werden wir weiter konfrontiert mit immer neuen Menschen. Aber wir sehen auch manche von denen wieder, die uns — ob wir es wollten oder auch nicht — einen Teil unseres bisherigen Lebens begleitet haben. Manche haben wir bewundert, beneidet, mit manchen strebten wir eine Freundschaft an, gegen andere haben wir Streiche ausgeheckt, sie im Schutze der Freundesclique lächerlich gemacht oder sie durch subtile Ablehnung aus dem Klassenverband ausgeschlossen, in den Freundeskreis nicht hineingelassen und so zu Einzelgängern gemacht. Ob aktiv dabei, oder nur passiv geduldet, jeder von uns kennt diese Grausamkeit der Kinder, die doch nur das widerspiegeln, was wir Erwachsenen vorspielen.

Sehen wir die Mädchen und Jungen aus unserer Schulzeit viele Jahre später wieder, kommen wir zumeist aus dem Staunen oder vielleicht auch Erschrecken nicht mehr heraus. Sicher, manche, die schon immer dröge waren, haben sich weder innerlich noch äußerlich kaum verändert: der Streber genauso wie das kleine graue Mäuschen, das von ihren Eltern nach deren konservativem Wertsystem geformt wurde. Aber viele erkennen wir nicht einmal mehr wieder, so sehr haben sie sich vom Äußeren, den Gedanken, der Sprache und der Art her verändert. Viele haben ihre Attraktivität verloren, manche dazugewonnen. Nicht nur durch Frisur, Bart, Jacketkrone, Muskelaufbau und Klamotten, die das neue positive Outfit unterstützen, sondern insbesondere durch das Gesicht, die Mimik und die Ausstrahlung.

Und noch ein Beispiel: Es gibt für manche Männer nichts Langweiligeres, als sich bei der Frau, die sie gerade kennengelernt haben, vollgepropfte Fotoalben ansehen zu müssen. Abgesehen davon, daß die Frau etwas aus ihrer Lebensgeschichte mitteilen will und man nicht nur scharf auf das Nacktfoto vom Urlaub mit dem letzten Freund, dessen Stelle man vielleicht einnehmen will, sein sollte, wird jeder aufmerksame Beobachter in den Jahrzehnten, die er durchblättert, phänomenale Veränderungen feststellen. Gucken wir doch selbst einmal in unser eigenes Album: Ob knuddeliges, süßes großäugiges Baby auf dem Eisbärenfell oder der schreiende, eher krötenhafte Balg auf dem Schnappschuß. Einschulung, Zahnlückenzeit, Pubertät, Pickel, Bartwuchs und beginnende Körperbehaarung, Bundeswehrzeit, Job/Studium/Arbeit, Heirat, Kinder, Scheidung, Arbeitslosigkeit und erneute Zukunftsperspektiven. So viele verschiedene Gesichter, die wir selbst sind und die uns anblicken — von der Freude bis zum Schmerz. Jegliche Empfindungen, die wir in uns haben, spiegeln sich in unserem Gesicht.

Und heute, beim kritischen Blick in den Spiegel? Sind nur Lachfalten sichtbar? Oder ist unser Gesicht zerklüftet von Falten, die sich tief eingegraben haben vor Angst, Gram, Einsamkeit, Menschenfeindlichkeit, innerer Leere und Langeweile? Unser Gesicht zeigt nicht nur unsere momentane Stimmung, sondern auch das Maß an positiven und negativen Empfindungen, mit denen wir in unserem bisherigen Leben konfrontiert waren: Das Gesicht ist der Spiegel unserer Seele. Verändern wir unsere »Seele«, unser Bewußtsein mit den Gedanken und Gefühlen, wird unser Äußeres mitverändert, langsam zwar, aber kontinuierlich. Wir selbst sind die Architekten unserer Attraktivität und unserer Häßlichkeit. Sexuelle Attraktivität ist weder Körper noch Kopf alleine, sondern eine Gesamtheit aus beidem.

»Ich kann nicht geliebt werden, weil ich nicht attraktiv bin.« Ob diese falsche Selbsterkenntnis von einem der Männer stammt, die der Prostitution oder der Promiskuität frönen, oder von einer einsamen Frau, die sich von ihrem unsensiblen Mann aus Angst vor Einsamkeit nicht trennen will, kein Mensch ist von Geburt an häßlich. Sicher, es gibt unförmige Nasen, kleine oder schielende Augen, Lippen mit Hasenscharte, Boxerkinn und Catcherohren. Viele Menschen vergessen, wenn sie sich im Spiegel ansehen, daß ihr Gesicht der Spiegel ihrer Seele, ihres Denkens und Fühlens ist. In unserem Gesicht sind Dutzende verschiedener Muskelgruppen, die bei vielen Gefühlen zusammengezogen werden können, aber nicht müssen. Kleinkinder haben fast immer noch ein entspanntes Gesicht — im Gegensatz zu den meisten Erwachsenen, die nur während eines ruhigen Schlafes oder kurz nach dem Erleben eines Orgasmus friedvoll alle Muskeln entspannt haben. Glückliche, zufriedene Menschen haben ähnlich wie sorgenfreie Kinder, die mit den ganzen Problemen des Erwachsenseins noch nicht konfrontiert worden sind und eine liebevolle Zuwendung der

Eltern erfahren haben, liebevoll interessierte Augen, zumeist einen Mund, dessen Winkel nicht nach unten gerichtet sind und — sofern sie überhaupt Falten haben — Lach-, aber keine Sorgenfalten. Das Gesicht ist also nicht nur der Ausdruck der momentanen Stimmung, sondern eine Landschaft, die all das bisher Erlebte und die Formen der Verarbeitung beschreibt. Das zerfurchte oder gar »zerfressene« Gesicht des vom Schicksal gebeutelten Menschen ist jedem von uns genauso vor Augen wie der alte, gutmütige und »weise« Mensch, dessen Lebenserfahrung und Güte eine Wachheit, Aufgeschlossenheit und Jugendlichkeit ausstrahlt, die wir in unserer eigenen Altersgruppe vergeblich suchen. Wir haben im deutschen Wortschatz eine Fülle an Begriffen, die Gefühle beschreiben, die wir aus dem Gesicht eines Menschen lesen können, sofern wir es durch unsere Sensibilität gelernt haben: Angst, Freude, Konzentration, Trauer, Beherrschung, Gram, Nachdenken, Grübeln, Einsamkeit, Aufgeschlossenheit, Offenheit, Hoffnung, Interesse, Neugierde, Entschlossenheit, Stärke, Schwäche, Verletzbarkeit, Sensibilität, Schüchternheit, Erstaunen, Naivität, Vertrauen, Zuneigung bis hin zu dem wohl komplexesten Gefühl, zu dem Menschen fähig sind, der Liebe, können an dem Ausdruck der Augen, den verzogenen Augenbrauen, der Mundwinkelstellung erkannt werden. Jede Stimmung, jedes Gefühl aber ist Ausdruck eines Teils unseres Bewußtseins. Das bedeutet, daß wir durch Veränderung unseres Bewußtseins, unserer Einstellungen und Handlungsweisen Gefühle und Stimmungen ebenfalls verändern und auch neu entwickeln können. Damit haben wir die Macht in uns, zunächst auch unser Gesicht mit dem gesamten Ausdrucksgeschehen zu ändern. Viele von uns werden — sofern sie es nicht an sich selbst schon erlebt haben — durch Beobachtung einer verliebten Freundin oder eines verliebten Freundes diesen Prozeß der möglichen Veränderung nachvollziehen können. Viele der eben aufgeführten Gefühlseigenschaften spielen beim Verlieben eine Rolle, von der Hoffnung über die Interessiertheit bis hin zur Sicherheit. Menschen, die ganzheitlich lieben und den Partner mit jedem Tag neu entdecken, haben zumeist eine sehr liebevolle, wache Ausstrahlung und eine Mimik, die Offenheit und Freude am Leben ausstrahlt. Wer jemals eine wirkliche Liebesbeziehung gehabt hat und ein aufmerksamer Beobachter ist, wird festgestellt haben, daß man sich selbst und der andere Mensch sich auch äußerlich zum Positiven verändert. Nicht durch Kleidung und Frisur, sondern durch die Mimik. Der Volksmund sagt: »Liebe macht schön«, und erklärt das komplizierte und langwierige Geschehen einer Bewußtseinsveränderung (durch das Akzeptieren und die Bestätigung der Liebenden) mit drei Worten. Genauso wie die Gesichter sich über Jahre durch die vielen Formen der Angst im wahrsten Sinn des Wortes verzerren, besonders Mund, Augen und Stirnpartie (letztere von der glatten über die durch innere Anstrengung faltige bis hin zur von Sorgenfalten zerklüftete) können sie sich bis zu einem gewissen Grad auch wieder entzerren. Ein Mensch, der wenig herzlich und aus Freude lacht und vieles in seiner Umwelt negativ sieht, lieber aggressiv als fragend und verstehend reagiert, Zickigkeit (auch Männer haben dieses Verhalten gut drauf!), Zynismus und Dominieren des Partners und der Umwelt für sinnvoller hält als Freundlichkeit und ehrliches Darlegen der eigenen Schwächen und Unzulänglichkeiten, wird dieses Bewußtsein und die damit verbundenen ständigen Stimmungen so verinnerlichen, daß er einen bestimmten Charakter entwickelt. Aber jede Medaille hat zwei Seiten, und hochkant kann sie auch noch stehen. Wird er darauf hingewiesen, daß er auch anders reagieren *kann*, als er bisher über lange Jahre getan hat, kann er einen Einstellungswandel bei sich selbst vornehmen. Wo er sich gerade noch geärgert hat, ohne es auszusprechen, wird das Problem jetzt aus verschiede-

nen Blickwinkeln gesehen, Lösungsmodelle werden entwickelt und so nicht nur die mögliche Wiederholung verhindert, sondern auch der Ärger, die Aggression und der Frust, der die Mundwinkel nach unten zieht, die Augen kleiner macht und die Stirn furcht. Wenn wir wirklich begreifen würden, daß der Mensch der Architekt seiner eigenen Wunschwelt und Wirklichkeit ist, hätten wir auch erkannt, wie wir selbst uns zu jedem Zeitpunkt unseres Lebens neu konstruieren können. Zuerst ist das Bewußtsein an der Reihe, welches unsere Handlungen genauso wie unsere Muskeln, ihre Veränderung und den nötigen Aufbau bis hin zu unserem meist zu opulenten Eßverhalten steuert.
Der zwanzig-, dreißig- oder vierzigjährige Klient, der halb weinend auf der Therapiecouch sitzt, und sein Problem dahingehend schildert, er habe keine Freundin, fühle sich unattraktiv und einsam, muß sich selbst erst einmal beobachten. Wo sind die liebenswerten Eigenschaften, wo ist das sich selten zeigende, zaghafte Lachen? Warum hat er sich so konstruiert, daß er verfettet dasitzt? Was bietet er außer seinem von Angst vor mangelnder Bestätigung gezeichneten Gesicht? Wo ist die einfühlsame Stimmlage, der warme Augenausdruck, wo sind die facettenreichen Gedanken? Warum ist seine ganze Person von einer Wolke aus Mund- und Körpergeruch umgeben?

## 6. *Drei Beispiele für das Leben einer Marionette: Realitäten subtiler Macht der Manipulation und unser Spiegelbild?*

### *Stefanie, achtundzwanzig; ganz normal neurotisch*

Ich bin ein ganz normaler Mensch. Ich will lieben und wiedergeliebt werden. Ich möchte Aufmerksamkeit, Anerkennung, Zuwendung, Zärtlichkeit. Manche Menschen meinen, daß ich ein Weltmeister im Manipulieren bin. Kein Kompliment, ein Armutszeugnis. Manchmal habe ich das Gefühl, daß ich vor dem Nichts stehe, daß ich den Absturz nur durch weitere Perfektionierung der Manipulation verhindern kann. Dabei wird der Abgrund durch die Manipulation nur noch tiefer, ist durch sie erst entstanden. Kann ich überhaupt noch unterscheiden, was manipuliert und was echt ist? Vielleicht kann ich überhaupt nicht mehr erkennen, ob das Verhalten anderer Menschen mir gegenüber Manipulation ist oder nicht. Ich bin so verstrickt in meine Gedankenkonstruktionen, ohne die ich glaube, dem Leben nicht gewachsen zu sein, dabei verbrauchen sie all meine Energie und Lebenskraft.

Von klein auf habe ich gelernt, und man hat mir vorgelebt, daß man nichts geschenkt bekommt. Die Übertragung dieser Maxime in den emotionalen Bereich ist verheerend. »Liebe«, Zuwendung, Aufmerksamkeit und Geborgenheit gibt es nur bei entsprechender Gegenleistung; sie sind käuflich und nur armselige Surrogate, die ewig unbefriedigt lassen. Die Vorstellung, daß ich mein ganzes Leben fast nur mit Kosten-Nutzen-Beziehungen konfrontiert werde, zusammen mit der Erkennt-

nis, daß ich dabei kräftig mitmische, kann ich kaum ertragen.
Von den Eltern wurde ich »geliebt«, wenn ich gute Noten nach Hause brachte, dann konnten sie sich mit ihrer tüchtigen, intelligenten Tochter schmücken und ihrerseits Aufmerksamkeit erhalten. Entsprach ich diesbezüglich nicht ihren Vorstellungen, war ich ein faules Miststück und wurde mit Liebesentzug bestraft. Liebe gab es also nicht für mich als Person, sondern für Leistungen, die ich erbrachte.
Meine Mutter lebte mir vor, wie man es machen mußte, um das gewünschte Maß an Aufmerksamkeit und Wichtigkeit auch dann zu erhalten, wenn die erbrachte Leistung nicht gewürdigt wurde, die Wunschvorstellung sich durch diese Manipulation noch nicht verwirklichen ließ. Es war diese widerliche Masche mit dem schlechten Gewissen, die ich schnell lernte zu imitieren und bald eigenständig immer weiter verfeinerte und perfektionierte. Wenn wir nicht so funktionierten, wie sie es sich vorstellte, brachte meine Mutter es z.B. fertig, sich im Wohnzimmer sterbend (Herzanfall!) auf den Teppich zu legen. Klar, daß wir heulend alles taten, was sie wollte, und uns vorkamen, als wären wir die miesesten Kreaturen unter der Sonne. Aber Liebe ließ sich so nicht erzwingen. Und wir rächten uns auf unsere Weise, indem wir ihre physischen und psychischen Liebesbezeigungen grundsätzlich abwehrten. Bis zum heutigen Tag kämpft meine Mutter um meine Liebe, versucht alles, von Geschenken über moralischen Druck bis zum Betteln. Und ich stehe wie unbeteiligt daneben und halte sie unerbittlich in diesem schlechten Gewissen und der Erkenntnis fest, daß sie wohl alles falsch gemacht hat.
Aber in meiner damaligen Betrachtungsweise sah ich in ihrer Form der Manipulation auch meine Möglichkeit, das zu bekommen, was ich wollte. Es gab ja so viele Möglichkeiten. Ich wurde zum Sorgenkind. Hatte viele Unfälle mit zum Teil

schweren Verletzungen, Platzwunden, gefährlichen Brüchen. Wenn du zerschmettert vor ihr liegst, wird Mama dich schon lieben und sich Vorwürfe machen, daß sie nicht lieb genug zu dir gewesen ist. Pustekuchen! Die ersten Male vielleicht, danach gipfelte ihre Reaktion in wüstem Anschreien: »Mußt du uns immer den Sonntag verderben und dir was brechen!!!« (Originalzitat).

Man hat mir oft erzählt, daß ich als Kleinkind Asthma hatte und fast daran gestorben wäre, meine Familie mußte sogar zwecks Luftveränderung meinetwegen umziehen, daraufhin verschwand es. Mit vierzehn Jahren bekam ich plötzlich wieder Anfälle, wenn ich mich in emotionalen Streßsituationen befand. Damit war jeder Streit, jede Auseinandersetzung, jede Nichtbeachtung sofort beendet. Ich regte mich über irgend etwas auf, dachte ›O Gott, jetzt fehlt nur noch, daß ich Asthma bekomme‹, und schon war ich mittendrin im schönsten Anfall. Es war nicht nur die perfekte Manipulation meiner Umwelt, sondern auch die perfekte Selbstmanipulation, denn der Anfall war durchaus echt. Ich redete nicht nur meinem Gegenüber ein, daß ich diesen schrecklichen Anfall bekommen hatte, weil ich mich seinetwegen so aufgeregt hatte, ich überzeugte auch mich selbst und begann, ganz real zu ersticken.

Heute habe ich fast ganz damit aufgehört, weil ich fähig bin, den Manipulationsvorgang zu erkennen. Ich sehe die Schuld nicht mehr bei den anderen, sondern erkenne, daß die Ursache bei mir liegt. Wenn ich merke, wie ich hysterisch werde, und der Switchschalter in meinem Kopf von »Vernunft« auf »kranke Vernunft« schaltet, gelingt es mir immer wieder, innezuhalten. Denn dieser Vorgang, von objektiver Gesamtbetrachtung der Situation, auf einseitige Negativinterpretation umzukippen, geschieht immer häufiger bewußt. Und in diesem Bewußtsein kann ich ihn stoppen.

Doch es gibt noch soviel andere, wesentlich subtilere Manipulationsmöglichkeiten. Ich sensibilisiere mich in diesem Bereich immer mehr, kann mich damit zwar zunehmend selbst entlarven und innehalten, erkenne aber durch diese Sensibilisierung auch immer neue Formen der Manipulation, die ich verwende und die mir bis dahin nicht bewußt waren.
Ich will die Macht, will, daß sie alle von mir abhängig sind, möchte in ihrem Leben unersetzlich sein. Wie eine Spinne habe ich ein riesengroßes Netz gesponnen, in dem sie alle zappeln, und das lasse ich sie unterschwellig spüren. Ich merke nicht, daß ich der eigentliche Gefangene dieses Netzes bin.
Das ganze Leben kommt mir vor wie ein ewiger Kampf um die Liebe und Aufmerksamkeit meiner Mitmenschen — Eltern, Geschwister, Verwandte, Freunde und nicht zuletzt die Männer.
Nach Meinung meiner Mutter bekommt man sie bei den letztgenannten dadurch, daß man sich bis zur Ehe die Jungfräulichkeit bewahrt. Schon allein der Gebrauch eines Tampons, der eventuell das Hymen verletzen könnte, würde dazu führen, daß mich *der* Mann (auf den zu warten Sinn und Ziel jeden Frauenlebens ist) dann nicht mehr lieben könnte.

Ich habe große Schwierigkeiten mit Männern. Bringt man mir von vornherein positive Gefühle entgegen, kann ich nicht damit umgehen. Das kann ja nicht echt sein, weil ich noch nichts dafür getan habe. Ich fühle mich nur sicher, wenn diese Gefühle Ergebnis meiner Manipulation sind. Ich inszeniere mich selbst und warte auf den Applaus.
Wenn ich in einer Gesprächsrunde sitze, versuche ich, mich in den Mittelpunkt zu stellen.
Ich rede viel zuviel, zu laut, unterbreche, lasse andere nicht ausreden, beantworte Fragen, die man anderen gestellt hat, demonstriere meine Bildung, bin witzig (auf Kosten anderer).

Ich lote aus, wer mir gefährlich werden könnte, das heißt, wer mich eventuell durchschaut bzw. die gleiche Masche draufhat. Keiner darf merken, wie unsicher ich in Wirklichkeit bin, deshalb teile ich kräftig aus, schlage sicherheitshalber zu, bevor ich selbst zur Zielscheibe werden kann.
Männer haben keine Chance. Die meisten finden mich zuerst durchaus witzig, interessant und attraktiv. Das gibt mir zwar eine gewisse Bestätigung, aber insgeheim verachte ich sie dafür, daß sie sich so leicht von mir manipulieren lassen. Wieder zählt nur meine »Leistung« und nicht ich selbst. Und aus diesem Frust heraus beginne ich sie zu quälen und zu tyrannisieren. Ich fordere meinen Aufmerksamkeitstribut, und wehe, wenn ich ihn nicht bekomme. Dann folgt die totale Depression, der völlige Zusammenbruch bis zur Suiziddrohung. Am liebsten möchte ich ihr ganzes Leben bestimmen. Ich versuche ihnen vorzuschreiben, wie sie sich zu verhalten haben und lasse nur meine eigene Interpretation ihrer Person und ihres Lebens zu. Ich nehme ihnen die Luft zum Atmen, konfrontiere sie mit meiner Gegenreaktion auf ein von mir unterstelltes Verhalten ihrerseits und unterbinde damit jede Möglichkeit einer normalen Kommunikation. Ich werde immer ekelhafter, hysterischer und verheulter und setze sie damit unter Druck. Damit will ich ausreizen, wie tief und echt ihr Gefühl ist, denn sie sollen mich trotzdem mögen, denn »eigentlich bin ich doch gar nicht so«. Permanent fordere ich Liebes-, Gefühls-, Aufmerksamkeitsbeweise. Ich rede mir ein, daß ich davon abhängig bin und erwarte von ihnen die gleiche Abhängigkeit, aber das funktioniert natürlich überhaupt nicht. In der Realität sieht das dann so aus: ununterbrochene Erwartungshaltung, die dem anderen sämtliche Energie entzieht, heulender Telefonterror von meiner Seite, genervtes Hörerauflegen auf der anderen, Selbstmorddrohungen, apodiktische Aussagen, Aussprachen, die in ewigen Monologen meinerseits enden, weil ich ihre Antwor-

ten und Bewertungen gleich mitliefere. Das hört sich dann ungefähr so an: »Ja, ich weiß, du hast jetzt keine Zeit, du hast ja sowieso nie Zeit für mich, gleich wirfst du mir wieder vor, wieviel Zeit deines Lebens dich dieses Gespräch kostet, klar, ist natürlich ein völlig sinnloses Gespräch, von mir kommen ja grundsätzlich nur sinnlose Gespräche, bei dem Stellenwert, den ich in deinem Leben habe, und laß mich gefälligst ausreden, ich bin fix und fertig, ich muß jetzt reden, du hast mir gefälligst zuzuhören, aber das steht mir natürlich nicht zu, aus deiner Sicht bin ich ja nur zum Ficken zu gebrauchen, und es ist dir sowieso scheißegal, daß ich kaputtgehe, ich geh an dir kaputt, ich kann das alles nicht mehr ertragen, du bist ja sowieso der Meinung, daß man mich nicht lieben kann, ich bin eben im wahrsten Sinn des Wortes nicht liebenswert, wahrscheinlich ist es das beste, wenn ich mich unter den nächsten Lastwagen werfe, dann kannst du dich freuen, für dich bin ich ja eh nur eine Belastung, usw. usw...« Die ganze Zeit über ist mein Gesprächspartner nicht dazu gekommen, auch nur ein Wort zu sagen, und verständlicherweise ist ihm die Lust dazu inzwischen gründlich vergangen. Und schon geht's weiter: »Ach, man redet wohl nicht mehr mit mir, das hab ich von vornherein gewußt, daß du dich jetzt so beschissen verhältst, du hast aber gefälligst mit mir zu reden, warum machst du mich so fertig, bitte leg nicht auf, bitte, bitte, bitte, laß mich nicht im Stich...«
Wenn's nicht so traurig wäre, könnte man darüber lachen. Es ist, als würde ich nach der Maxime handeln: »Wie erreiche ich genau das Gegenteil von dem, was ich möchte.«
Nach diesen »Gesprächen« kommt dann die Phase der großen Entschuldigungen, und wenn sich mein Gegenüber darauf einläßt, fängt früher oder später alles wieder von vorne an. Kein Wunder, daß man sich irgendwann von mir distanziert, und sei es nur aus Selbstschutz.

Subtiler ist es, wenn ich »ganz normal« reagiere: »Ist schon gut...«, »Ist schon in Ordnung«, »Ich versteh' schon«, den Tonfall ein ganz klein wenig anders als sonst, und schon hört man heraus, daß ich ganz tapfer bin und nicht weine, um ihn nicht zu belasten — und die Belastung ist perfekt, voll beabsichtigt. Ich durchseuche ihr ganzes Leben, bin immer präsent, und sei es nur durch ihr Wissen, daß ich jetzt weinend zu Hause sitze. Ich rufe täglich mehrmals an, weil ich Angst habe, vergessen zu werden. Es gibt so viele Vorwände, mal muß ich was Lustiges erzählen, das mir gerade passiert ist (möglichst kichernd und mit niedlicher Kinderstimme), oder ich habe irgend etwas gelesen/gehört, was ihn interessieren könnte, ich mache ihn auf eine wichtige Fernsehsendung aufmerksam, habe irgendein mehr oder weniger belangloses Problem oder muß ihn um Rat fragen. Wie eine Schlingpflanze ranke ich mich an ihnen empor und sauge sie aus, beginne sie zu ersticken. Ich mute ihnen genau das im Übermaß zu, worüber ich mich selbst beklage. Ich kann ihre Zuneigung und Gefühle nicht einfach als real und gegeben hinnehmen, sie müssen sie ständig unter Beweis stellen, »Leistung« erbringen.

Normalerweise läßt sich kein Mensch so etwas lange bieten. Doch es gibt noch einen Bereich, der sich wunderbar für Manipulationen eignet: die Sexualität — frei nach dem Motto: Im Bett krieg' ich euch alle.

Um nichts in der Welt hätte ich früher zugegeben, ausgerechnet hierbei berechnend zu sein. Im Gegenteil, ich war immer sehr stolz auf meine »Echtheit«.

Da ich es mit den oben genannten Mechanismen nicht schaffe, die gewünschte emotionale Abhängigkeit zu erreichen, versuche ich es parallel über die Sexualität. Habe ich einen Mann durch mein neurotisches Verhalten, Psychoterror und Erwar-

tungshaltung erschreckt bzw. distanziert, biete ich die Sexualität als Wiedergutmachung an.
Ich vermittle auch im ganz normalen Gespräch meine Freude an der Sexualität und mache neugierig. Zwar unterstreiche ich es auch durch meine Aufmachung und Kleidung, es dürfen auch mal Minirock und Nahtstrümpfe sein, doch das ist nicht ausschlaggebend. Im Gespräch behandle ich das Thema Sexualität genauso witzig, interessant und »unbefangen« wie jedes andere Thema. So gelingt es mir, im Bewußtsein oder Unterbewußtsein meiner Mitmenschen zu verankern, daß ich in diesem Bereich offen und aufgeschlossen bin, phantasievoll, technische Perfektion biete, gekoppelt mit Sensibilität und Einfühlungsvermögen.
Ich schaffe es, durch meine vermeintliche Unbefangenheit die sexuellen Wünsche und Vorlieben der anderen zu erfahren, und ich beflügle ihre Phantasie, indem ich sie merken lasse, daß ich fähig sein könnte, sie zu erfüllen.
Konfrontiert man mich mit sexuellen Anspielungen, um mich zu verunsichern oder »anzutesten«, gebe ich noch eins drauf. Verwendet man z. B. in meiner Gegenwart das Wort »bumsen«, merke ich an, daß ich diese Bezeichnung nicht mag und nicht verwende, weil ich sie plump, primitiv und einseitig finde (aha, also ganz schön verklemmt, die Kleine), und daß ich deshalb »ficken« bevorzuge (oha, ganz schön ordinär, die Kleine), weil ich der Ansicht bin, daß dieses Wort viel mehr lustvolle Freude ausdrückt und damit meiner Vorstellung von Sexualität wesentlich näher kommt (sieh mal an, scheint sich zu lohnen, diese Bekanntschaft zu vertiefen).
Ich wünsche mir so sehr eine harmonische, unbelastete Beziehung und erreiche permanent das Gegenteil. Meine Anstrengungen erinnern mich an eine erfolglose Köchin, die einen köstlichen Kuchen backen möchte. Ich liefere die meiner Meinung nach benötigten Zutaten, quetsche sie in die gewünschte

Form, und da ich keine Lust und Geduld habe, die vorgeschriebene Backzeit einzuhalten, halbiere ich diese einfach und verdopple dafür die Temperatur. Und nun erwarte ich, daß das Ergebnis dem Hochglanzfoto, das ich vor Augen habe, gleicht, daß sich alles umgehend zu dem formt, was mir vorschwebt. Werde ich dann mit dem verkohlten, zerbröckelnden Resultat konfrontiert, gibt es die Sexualität als Zuckerguß, um das Werk doch noch irgendwie zusammenzuhalten. Über die Sexualität versuche ich, mich zu ihrem Herzen vorzuschleichen.

Im Bett bin ich in meinem Element. Ich kann mich auf die Vorlieben eines jeden Mannes programmieren, und dann meine Lust daraus ziehen. Der Schwanz ist für mich der perfekte Manipulationsknopf, mit dessen Beherrschung ich den ganzen Mann unter Kontrolle bekomme. Und aus dieser Tatsache ziehe ich meine Lust. Ich kann ihn gar nicht tief genug reinkriegen, es ist, als ob ich mir auf diese Art und Weise den gesamten Mann einverleibe. Er ist mir ohnmächtig winselnd ausgeliefert, wenn ich will, kann ich ihn zum Orgasmus zwingen oder ihn unerbittlich herauszögern. Jetzt ist er endlich bereit, alles zu tun, was ich ihm befehle, nur um dieses wunderbare Gefühl von Ekstase und Erregung nicht zu verlieren.

Diese Erregung, die ich durch das Gefühl meiner Macht empfinde, das Wissen, daß er sich nicht dagegen wehren kann, auch wenn er sich vorher über mich geärgert hat, ist es, was mich interessiert. So kann ich bei ihm wieder Pluspunkte machen, wenn wir zuvor einen Streit hatten, und die bei mir durch die Auseinandersetzung entstandene Verlustangst wieder in den Griff bekommen, indem ich mir meine Manipulationsfähigkeit und seine daraus resultierende Abhängigkeit wieder vor Augen führe.

Auch wenn der physische Reiz eingeschränkt ist bzw. ganz wegfällt, der Schwanz relativ klein, nicht schön geformt, un-

beschnitten oder mir der Geruch nicht angenehm ist, liefere ich eine gute Leistung. Der Machtfaktor dominiert. In den meisten Fällen bleibe ich innerlich ganz cool. Sämtliche sexuellen Aktionen, Bewegungen und Empfindungen sind genau berechnet und kalkuliert, um dem Mann die sexuelle Perfektion zu bieten und dadurch seine perfekte Manipulation zu erreichen. Jeder Orgasmus ist berechnet und kommt an der Stelle, die *ich* für richtig erachte. Dabei begehe ich nicht den Fehler, in Routine zu verfallen, immer und bei jedem Mann das bewährte Programm abzuspulen, das wäre viel zu durchsichtig. Obwohl ich der Intelligenz der männlichen Spezies im allgemeinen nicht allzuviel zutraue, könnte er instinktiv erahnen, was für ein Spiel ich mit ihm treibe. Er muß das Gefühl haben, daß er der Macher ist. In meinem Kopf sind dazu permanent -zig Varianten gespeichert, mit nichts kann er mich aus der Fassung bringen, jede mögliche sexuelle Situation habe ich schon vorher mental durchgespielt, nichts kann mich überraschen. Nichts ist spontan, in mir ist keine Freude. Ich habe alles fest im Griff. Jede Vorliebe, mit der ich konfrontiert werde, versuche ich zu befriedigen. Das ist meine Form der Kommunikation, der zwischenmenschlichen Beziehung in bezug auf Männer, darauf beschränkt sich alles — ganz schön armselig.
Und da ich sie nicht permanent im Bett festhalten kann, sorge ich aus meinen Verlustängsten heraus dafür, daß ich mit meiner »wunderbaren Sexualität« nicht in Vergessenheit gerate. Ich brauche ununterbrochen Bestätigung. Ich hole sie telefonisch aus wichtigen Gesprächen, rufe sie während der Arbeit an, melde mich zu allen möglichen und unmöglichen Zeiten (Telefonterror der angenehmen Art). Nun heize ich sie verbal an, bis es endlich klappt und sie wohlig seufzend am Hörer hängen. Aus meiner Sicht ist es oft die einzige Möglichkeit, in einem Streitgespräch wieder die Kurve zu kriegen. Solange ich dafür sorge, daß er ihm steht, ist alles in Ordnung.

Ich genieße meine Macht, die Macht des Sexes – und bin weiter denn je entfernt von dem, was ich mir wünsche: lieben und geliebt werden.
Da man mich als Partner im normalen Leben nicht akzeptabel findet, begnüge ich mich mit einer Partnerschaft im Bett. Ich versuche mich damit abzufinden, daß man in der Öffentlichkeit nicht zu mir steht und mich nicht an seinem Leben teilnehmen läßt. Ich lerne weder Freunde noch Familie kennen, mit mir geht man nicht essen, auf Feste oder ins Kino. Ich akzeptiere resignierend, daß sie nicht bereit sind, so viel zu geben wie ich. Aus ihrer Sicht besteht keine Notwendigkeit, mehr zu »leisten«, da sie von mir ja sowieso schon das bekommen, was sie wollen. Sie wollen Sex, ich will Beziehung. Stillschweigend eignet man sich auf eine sexuelle Beziehung. Er möchte nicht auf die Sexualität verzichten, ich nicht auf die emotionale Nähe, die ich dadurch erreichen kann. So kommt es zur perfekten beidseitigen Abhängigkeit. Mag es vielleicht auch vordergründig so aussehen, als hätte ich die Macht und hielte die Fäden der sexuellen Hörigkeit in der Hand, so ist es doch gerade ihre Abhängigkeit, von der ich abhängig bin. Und ihnen fällt es viel leichter, sich aus dieser Abhängigkeit zu befreien und die »Beziehung« von einer Sekunde auf die andere zu beenden, da sie emotional weniger engagiert sind. Von Liebe mag ich in diesem Zusammenhang gar nicht reden.
Sexuell vermittle ich das Gefühl von Ehrlichkeit und Echtheit und nehme ihnen damit die Angst, die sie bei anderen Frauen, die sexuell unsicherer und weniger offen sind, in der Verwirklichung ihrer Vorstellungen behindert. Ich mache keine offen erkennbaren Leistungsvorgaben, es gibt kein »du mußt«, »du sollst«, »das hat so und so zu sein«. Hier habe ich das Verständnis für ihre Ängste und ihr Fehlverhalten, das mir im sonstigen Leben abgeht. Und dafür werde ich mit ihrem Vertrauen belohnt. Im Bett finden die eigentliche Beziehung, die wertvoll-

sten Gespräche statt. Beidseitig wird Nähe aufgebaut und zugelassen. Aber anstatt dies auch auf mein übriges Verhalten zu übertragen, baue ich diese positive Tatsache in mein Manipulationsgefüge ein, ist die positive Sexualität ein wunderbares Druckmittel. Um sie sich zu erhalten, billigt man mir einen gewissen Nerv- und Streßspielraum zu.

Ich denke, daß ich nur über die Sexualität ausloten kann, was und wieviel man bereit ist, mir zu geben. Der eine ist dadurch bereit, sich meine Probleme anzuhören, der andere vertraut mir seine eigenen Schwierigkeiten an und gibt mir dadurch das Gefühl von Wichtigkeit, ein dritter überschüttet mich dafür mit Zärtlichkeit, ein vierter wird sexuell und/oder emotional von mir abhängig, und ich kann mich stark fühlen.

Ich streichle, um wiedergestreichelt zu werden, ich »liebe«, um geliebt zu werden, ich gebe, weil ich nehmen möchte. Ich möchte, ich will, ich fordere, mit Blicken, Berührungen, Gesten.

Vielleicht habe ich in all diesen zwischenmenschlichen Bereichen so überhöhte Ansprüche, daß ein Mensch allein sie gar nicht erfüllen könnte, genausowenig, wie ein Mensch allein alle meine Negativreaktionen ertragen könnte. Ich sehe alles schwarz-weiß und bin nicht fähig, das Leben, Beziehungen und Zwischenmenschliches als Zusammenspiel von positiven und negativen Faktoren zu sehen. Ich steigere mich abwechselnd in völlige Euphorie und tödliche Depression. Ich manipuliere mich selbst durch konzentriertes einseitiges Wahrnehmen von rein positiven bzw. rein negativen Gegebenheiten und versuche, meine Umwelt in dieses Denken mit hineinzuziehen.

Ich bin gnadenlos abhängig. Ohne menschlich-männliche Zuneigungsbeweise glaube ich, nicht leben zu können. Wenn ich sie nicht bekomme, steigere ich mich in völlige Verzweiflung, kann nicht mehr klar denken und flippe völlig aus. Wenn ich merke, daß ihr Interesse sich trotz aller Anstrengungen nur auf die Sexualität beschränkt, breche ich zusammen. Schließlich habe ich doch aus meiner Sicht alles dafür getan, sie *müssen* mich einfach lieben.

Eine Beziehung zu mir ist wie eine Zeitbombe. Irgendwann knallt es unerbittlich. Bei aller Selbstmanipulation kann ich nicht verhindern, in diese Verzweiflungslöcher zu fallen. Eben noch himmelhochjauchzend und unrealistisch positiv gepolt, kippe ich ohne Vorwarnung um in tiefste Depression und sehe nur noch Negatives. Obwohl ich mir über eine gewisse Zeit einreden kann, daß ich mir mit meinen Manipulationen das Bestmögliche an Leben und Beziehung zurechtbastle, sammelt sich unaufhörlich der Frust in mir an, denn im tiefsten Innern muß ich mich mit der Tatsache konfrontieren, daß ich nicht geliebt werde. Krampfhaft suche ich nach Beweisen für ihre Liebe. Hat er mich nicht damals in der Küche spontan von hinten umarmt, gedrückt und geküßt, außerhalb jeglichen sexuellen Zusammenhangs, und zu wem ist er gekommen nach dem großen Trennungskrach mit seiner Freundin, morgens um zwei Uhr? Und das, nachdem wir uns ein Jahr lang aus dem Weg gegangen waren. Und dann gab es doch noch diesen Nachmittag, den wir aneinandergekuschelt auf dem Sofa verbracht haben. Da hat er selbst gesagt, daß er mich nicht immer nur zum Sex treffen möchte. Bei der Gelegenheit ein kleines Zwinkern, bei der anderen ein heimliches Winken, nächtliche Sehnsuchtsanrufe. Und nicht zuletzt das Ertragen meiner neurotischen Person: Wer sich so viel bieten und gefallen läßt, wer auch nach allerübelsten Szenen immer wieder ankommt, der muß mich lieben. Liebe? Wohl eher das Gängelband der Sexualität.

Mühsam klammere ich mich an diese »Zuneigungsbeweise«, doch wenn sie nicht in der gewünschten Anzahl entgegengebracht werden, wenn meine Rechnung nicht aufgeht, genügt eine Kleinigkeit, und die Explosion geht los. Ich rufe hundertmal am Tag an, mache Vorwürfe, weine, bettle, winsle. Ich werfe ihnen vor, daß sie mich nie geliebt haben, nicht lieben und nie lieben werden, daß sie mich sexuell, materiell, emotional ausnutzen, daß sie mich verachten. Zuerst reagieren sie erstaunt und verständnislos, schließlich haben sie mir nie Liebe vorgegaukelt, nur ich habe angefangen zu hoffen und zu interpretieren, daß ich mir ihre Liebe durch meine sexuelle Manipulation zwischenzeitlich erkauft habe. Ich werfe ihnen die Ausnutzung meiner Person vor, dabei habe ich sie damit geködert. Wenn ihre Verständnislosigkeit in Genervtsein umschlägt, beginne ich zu betteln. Ich erniedrige mich, gebe ihnen recht, daß ich nervtötend, armselig, überflüssig bin. Jede dieser Äußerungen ist in Wirklichkeit ein Schrei nach Liebe, ich will provozieren und den Mann dazu zwingen, daß er Einspruch erhebt. Doch da kann ich lange warten. Die ganze Situation bekommt eine groteske Eigendynamik. Ich finde mein Verhalten selbst unerträglich, und irgendwann kommt der Punkt, an dem ich quasi neben mir stehe. Fassungslos betrachte ich das Monster, das da wütet. Das bin ich doch gar nicht, das müssen doch auch die anderen sehen, daß ich das eigentlich gar nicht bin. Das Ganze ist wie ein bitterböser Traum, und irgend jemand wird gleich das erlösende Zeichen geben, damit er aufhört. Und dann werden sich alle lieben, und wenn sie nicht gestorben sind ... Doch der Alptraum ist die Realität. O Gott, ich glaube, ich wäre fähig, vor dem Mann auf dem Boden zu kriechen und ihm die Füße zu küssen, damit er mich liebt.

Die Masche »Je mehr ich leide, um so mehr wird man mich lieben« verfängt nicht, weder Erniedrigung noch Entschuldigung zeigen die gewünschte Wirkung. Nun kommt die Phase »Wenn ich so leide, sollst du auch leiden«. Hämisch, bösartig und treffend seziere ich seine wunden Punkte, genieße es, wenn ich an seiner Stimme merke, wie sehr ich ihn verletzt habe. Er soll leiden und seinerseits um meine Liebe betteln, darum daß ich wieder »gut« bin. Das funktioniert natürlich auch nicht. Nun würde ich alles geben, um wieder in meine miese Ausgangssituation zu kommen, die mir nun als das Optimale erscheint, das ich im zwischenmenschlichen Bereich erreichen kann. Mehr steht mir nicht zu, und wenn ich mich wehre, werde ich bestraft, indem man mir das Wenige auch noch wegnimmt.

Nach der Verletzungsrunde beginne ich mit den Drohungen. Ich konfrontiere ihn mit irrealer Schwangerschaft und schaffe es zeitweise sogar, mich selbst davon zu überzeugen. Ich spucke mein Gift und meine Verletztheit ins Telefon, was würde er z. B. davon halten, wenn ich meine Story exklusiv an die Bildzeitung verkaufte (für prominentere Zeitgenossen eine absolute Horrorvorstellung). Und überhaupt, vielleicht sollte ich mich mal mit der jeweiligen Freundin des Mannes etwas näher unterhalten und ihr die Augen öffnen. In mir ist immer noch die absurde Wunschvorstellung, daß er jetzt irgendwann sagt: Mensch, laß das doch, ich hab dich doch lieb. Ich fange ernsthaft an, Selbstmord in Betracht zu ziehen, sitze weinend mit dem Telefon an meiner Badewanne, die Rasierklinge bereit. Ich ekle mich vor mir selbst, und denke, daß meine Beseitigung eine Erleichterung für alle ist. Die Vorstellung einer Zukunft, in der sich das alles immer wieder von vorne abspielen wird, ist mir unerträglich. Als Alternative zum Selbstmord sehe ich nur noch, mich so danebenzubenehmen, daß es keine Möglichkeit der Versöhnung mehr gibt. Das Schlimmste, das mir diesbezüglich einfällt, ist die Konfrontation der jeweiligen Partnerin des Mannes mit diesen Vorgängen. Nun übernimmt sie in ihrer Verletztheit für mich den Part des Peinigers und spricht sich mit mir ab. Wenn er leugnet und sie nicht sicher ist, wem sie glauben soll, konfrontiere ich sie mit detaillierten Beschreibungen seiner Unterhosen oder spiele ihr seine

Anrufe auf meinem Anrufbeantworter vor. Ich gebe ihr den Tip, daß ich unsere erotischen Telefonate theoretisch auch hätte aufzeichnen können, theoretisch könnte es auch eindeutige Videoaufnahmen geben. Ich liefere ihr entsprechende Detailinformationen, und spätestens jetzt bricht er zusammen. Ich kann mich über meine Rache nicht freuen, denn wenn er sich jemals ernsthaft mit mir auseinandergesetzt hätte oder tiefere Gefühle für mich vorhanden wären, müßte er doch wissen, daß ich trotz aller Verletztheit und Gehässigkeit zu solch bösen Dingen wie Ton- und Videoaufnahmen kaum fähig wäre.
Jetzt passiert der völlige Wahnsinn: Nachdem all das passiert ist, keiner mehr mit dem anderen mehr etwas zu tun haben möchte, beginnt die Neuauflage. Man begegnet sich »zufällig« (zumindest von meiner Seite ist es durchaus geplant), wechselt ein paar vernünftige Worte wie: »Das war ja wohl alles nicht so erfreulich, was da so passiert ist. Wir haben uns wohl beide nicht so toll benommen.« Und irgendeine dunkle Ecke oder der nächtliche Parkplatz genügt mir, ich dränge mich gegen ihn, ein routinierter Griff zwischen die Beine, ein Kuß, wie er es gerne mag, und schon fängt er, nicht nur im übertragenen Sinne, an zu schwanken, verliert den Boden unter den Füßen. Etwas Verbalerotik und Verheißung von meiner Seite, und schon ist keuchend sein Verstand ausgeschaltet. Ich genieße unsere Erregung und verabschiede mich kühl, während er nicht mehr wagt, unter die Leute bzw. ins Licht zu treten. Und ich weiß, daß, sobald ich zu Hause bin, mein Telefon klingeln wird. Ich genieße meine Macht, die Macht des Sexes — und bin weiter denn je von dem entfernt, was ich mir wünsche: lieben und geliebt zu werden.

Vor einiger Zeit ist mir ein Mensch begegnet, der gnadenlos jede meiner Manipulationen erkennt, obwohl er ihnen zum Teil

erliegt. Er versucht mir aufzuzeigen, wie destruktiv meine Verhaltensmuster sind, wie überflüssig es ist, wenn ich ihm etwas vormache. Er gibt mir das Gefühl, in meiner Gesamtheit akzeptiert zu werden. Ich bewundere seine schier unerschöpfliche Geduld, mit der er meinen Kampf gegen mich selbst und meine regelmäßigen Rückfälle begleitet. Natürlich bin ich wieder einmal zu ungeduldig. Es ist ein Weg der kleinen Schritte, und ich versuche ihn zu gehen. Mühsam erarbeite ich mir Souveränität, erkenne immer häufiger meine Selbstmanipulation, die die Basis für meine weiteren Manipulationen ist.
Plötzlich erkenne ich, daß ich nicht vordergründig etwas leisten muß, um anerkannt und akzeptiert zu werden. Die eigentliche Leistung besteht in eigener Souveränität und der Akzeptanz der Souveränität des anderen.
Er zeigt mir immer wieder mein Fehlverhalten auf. Beginne ich z. B. mit meinem Telefonterror und meinem ewigen Monolog, legt er mittlerweile einfach den Hörer auf. Zuerst war das ein Schock für mich. Ich interpretierte dieses Auflegen und Weigern mir zuzuhören als Ablehnung meiner Person, dabei ist es lediglich die Ablehnung meines Verhaltens. Komme ich mit Selbstmorddrohungen, ist er verzweifelt, verletzt und hilflos, macht sich Vorwürfe, und plötzlich fühle ich mich ganz elend und beschissen, weil ich ihm so viel Kummer bereite.
Bin ich laut, schrill und »witzig«, genügt oft schon ein Blick, mit dem er mir sagt, daß ich das gar nicht nötig habe. Und plötzlich merke ich, daß ich es wirklich nicht nötig habe. Von seiner Seite ist eine grundsätzliche Akzeptanz meiner Person in ihrer Gesamtheit vorhanden, und ich muß keine künstlichen Leistungen erbringen, mit denen ich bei den anderen Männern sowieso immer nur eine Teilakzeptanz erreicht habe.
Er verweigert sich meiner Erwartungshaltung. Er durchschaut die Art und Weise, wie ich mich in seinem Leben ausbreite und

versuche, mich unentbehrlich zu machen. Ich biete ihm Formen der intellektuellen Auseinandersetzung, philosophische Unterhaltungen (wie er sie gerne mag), nehme Anteil an seiner Arbeit, zeige ernsthaftes Interesse daran und unterstütze ihn dabei. Ich helfe ihm wenn nötig finanziell, sorge dafür, daß sein Kühlschrank mit seinen Lieblingsleckereien gefüllt ist, möchte ihn zu allem einladen, Urlaub, Essen gehen, Kino, Feste. Weil er es durchschaut, läßt er es auch in gewissem Umfang zu. Wenn ich aber aufgrund meiner »Unentbehrlichkeit« beginne, Ansprüche zu stellen, habe ich bei ihm wenig Erfolg. Er möchte, daß ich begreife, daß ich mir seine Aufmerksamkeit nicht erkaufen kann. Im Gegenteil, es gibt sie ganz umsonst, für mich als Mensch, nicht für meine Leistung.
Er gibt mir nicht das kalkulierte Feedback auf meine Manipulation. Aber wieviel schöner ist es z. B. gestreichelt zu werden, weil er es genießt und das Bedürfnis danach hat, und nicht, weil ich ihn diesbezüglich manipuliere. Oder wenn wir uns sehen, weil er sich darauf freut, und nicht, weil ich ihm ein schlechtes Gewissen eintrichtere, wenn er es nicht tut. Wenn ich ihn zu Emotionen und Handlungen zwinge, macht er mir klar, daß sein Handeln unter Zwang geschieht, und ich erkenne die Sinnlosigkeit meiner Manipulation. Natürlich spielt auch in dieser Beziehung die Sexualität eine große Rolle. Ganz am Anfang versuchte ich, auch hier nach bewährtem Muster zu manipulieren. Doch dann mußte ich erkennen, daß das bei ihm so nicht funktionierte. Durch seine Offenheit und sein Einfühlungsvermögen kann er diesen Bereich auch mit anderen Frauen überdurchschnittlich positiv erleben. Er ist derjenige, der die Angst nimmt und Geborgenheit vermittelt. Es war eine ganz neue Erfahrung für mich, daß für einen Mann Sexualität und Emotionalität nicht getrennt sind, sondern beide untrennbar zusammengehören, das eine das andere bedingt. Es entsteht keine sexuelle Abhängigkeit und trotzdem trennt

er sich nicht von mir, wenn ich versuche, ihn zu terrorisieren, denn im Gegensatz zu den anderen Männern ist er emotional mit mir verbunden.
Die Sexualität mit ihm ist dadurch etwas Einzigartiges, so noch nie Erlebtes und jedesmal wieder eine neue wundervolle Erfahrung. Ich kann sie genießen, wie ich es nie für möglich gehalten hätte. Sie ist kein Druckmittel, keine Manipulation, kein Wechselspiel von Leistung und Gegenleistung. Sie entwickelt eine Eigendynamik, und wir lassen uns gemeinsam mitreißen, erleben ungeahnte Intensität, Ekstase, Glückseligkeit.
Wenn ich nur nicht so viele Rückfälle bekommen würde. Von Zeit zu Zeit steigt in mir eine Todesangst auf, diesen Menschen und seine Zuwendung zu verlieren, was man ihm aufgrund meiner Tyrannei nicht mal verdenken könnte. Und aus dieser Angst heraus bastele ich mir den nächsten Rückfall, der diese Angst noch vergrößert. Diese verdammte Angst, Menschen, Aufmerksamkeit, Zuneigung zu verlieren. Wenn ich es schaffe, diese Angst zu bewältigen, dann habe ich endlich die Basis für Souveränität und Authentizität.
Dann kann ich endlich das erste Mal zu diesem Ziel gelangen, das ich mein Leben lang vergeblich versucht habe zu erreichen: lieben und geliebt zu werden.

## *David, fünfundvierzig: unvorstellbar*

Drei Jahre meines Lebens verbrachte ich an der Seite von David. Er sagt immer, Frauen wären das Wunderbarste im Leben, und am liebsten hätte er sie alle gehabt. Täglich machte er sich daran, dieses Pensum zu bewältigen. Er liebte auch Geld, Macht und Ruhm, aber Frauen, gekoppelt mit Sexualität, wa-

ren das Höchste, und neben ihnen verkamen diese anderen Bereiche nur noch zu Hilfsmitteln, die bei der Erlegung des Wildes nützlich sein konnten. Und er bekam sie alle, vom Model über die Fließbandpackerin bis zur intellektuellen Studentin, vom jungfräulichen Schulmädchen über die afrikanische Putzfrau bis zur Konzernchefin.
Zu Anfang war ich völlig sprachlos. Wie schaffte er das nur, wieso ließen sie sich alle anquatschen und machten mit? Oft fand die erste Sexualität schon zehn Minuten nach dem Kennenlernen statt!
Männer waren diesbezüglich noch viel fassungsloser, was fanden die Mädels nur an dem Typ! O. k., da gab es erst einmal ganz vordergründig das große Auto, das große Haus, den Ruch des Geldes und der großen weiten Welt, aber er schaffte es durchaus auch in der Badehose. Ein kleines Männchen (ein Meter fünfundsiebzig), dünne dunkelblonde Haare, die sich zu einem großen Teil schon verabschiedet hatten, dazu kein sportlich durchtrainierter Body. Aber strahlende durchdringende blaue Augen, Intelligenz, Witz und Bildung und eine geballte Ladung von Erotik und sexueller Energie, die er normalerweise ausstrahlte. Ich kann nicht erklären, wie das zustande kam, aber auch als ich ihn kennenlernte, spürte ich im ersten Moment, daß Sexualität für ihn sehr wichtig ist und es sich lohnen würde, sie gemeinsam mit ihm zu erleben. Er vermittelt durch die Offenheit und Ehrlichkeit seines Blickes, seiner Sprache, seines Lachens eine Basis für Vertrauen und Geborgenheit.
David hat für jede Frau die richtige Anmache parat. Witz und Ehrlichkeit siegen fast immer. Muß die Angesprochene lachen, hat er schon gewonnen. Das reicht von so plumpen Sprüchen wie »Wissen Sie eigentlich, daß ich Sie nächsten Monat heiraten werde« über »Ich finde, du bist ein sehr nettes/außergewöhnliches/interessantes Mädchen. Ich möchte dich gerne näher kennenlernen« bis zu »Ich weiß, daß Sie es garantiert satt

haben, auf der Straße angesprochen zu werden, aber ich muß Sie unbedingt kennenlernen.« (... Sie lehnt mit Begründung ab). »Ach, Sie sind verlobt? Der Glückliche. Wissen Sie was, für den Fall, daß die Verlobung platzt, gebe ich Ihnen meine Visitenkarte, dann können Sie mich ja anrufen.« Wetten, daß sie jetzt lachen muß und doch einen Kaffee mit ihm trinkt? Die Frauen spüren, daß man durchaus auch nein sagen könnte, und dieses Wissen bewirkt eine Angstfreiheit, aus der heraus dieses Nein meist nicht erfolgt. Er schleimt nicht herum, sondern redet Tacheles. Normalerweise wird seine Offenheit belohnt. Nur ein Beispiel: Er sitzt mit mehreren Männern an einem Projekt, da kündigt sich ein allseits bekanntes Busenwunder zu Besuch an. Die Phantasie der anwesenden Herren schlägt hohe Wellen. Jeder ergeht sich in Wünschen und Prahlereien. David hält sich auffallend zurück und sagt gar nichts. Dieses Imponier- und Prahlgehabe unter Männern liegt ihm nicht, er braucht es auch nicht als Selbstbestätigung. Sobald der Atombusen den Raum betreten hat, verstummen sie alle. Sie wissen nicht, wohin mit ihren schwitzigen Händen, die sie eben noch verbal genüßlich »auf die prallen Möpse« gelegt haben. Sie werden rot wie die Schuljungen, wenn sie sie anspricht, beginnen unterwürfig zu schleimen und um ihre Gunst zu buhlen. Der eine murmelt schüchtern eine Einladung zum Essen, der andere versucht krampfhaft, sie in ein intellektuelles Gespräch zu verwickeln. Schließlich ist er an ihrer kostbaren Seele interessiert und überhaupt nicht an ihren körperlichen Extremitäten. Man nimmt ihr den Mantel ab, rückt ihr den Stuhl zurecht, verhaspelt sich vor Aufregung und wagt nicht, den eigentlichen Mittelpunkt des Interesses in Augenschein zu nehmen. Und was macht David? Sobald er einen Moment mit ihr allein ist, sagt er nett und freundlich zu ihr: »Ich würde mir gerne deine Brüste ansehen. Zeigst du sie mir bitte.« Woraufhin sie lachend den Pullover hebt. Er darf nicht nur gucken, sondern auch anfassen, macht ihr ein Kompliment, und danach unterhalten sie sich ganz normal weiter. Doch manchmal ist selbst er erstaunt. Da fährt er zum Beispiel in den dunklen Abendstunden eine Straße entlang und sieht ein junges Mädchen, die ihren kleinen Dackel Gassi führt. Er hält an, macht ein paar niedliche witzige Sprüche über den Hund, sie muß lachen, und schon darf er sie begleiten. Am ersten Baum hat er sie angequatscht, am zehnten Baum schlägt er ihr die Röcke hoch und nimmt sie von hinten. Danach fragt er sie, warum sie das gemacht hat, schließlich ist sie ein ausgesprochen konservatives, verklemmtes bürgerliches Mädchen. Daraufhin erklärt sie ihm, daß sie es eigentlich auch nicht versteht, aber er hätte das Ganze als so normal und selbstverständlich dargestellt, daß sie sich völlig abartig und pervers, ja beinahe obszön vorgekommen wäre, wenn sie es nicht getan hätte. Plötzlich erschien es ihr als das Normalste, Natürlichste auf der Welt. Auf dem Weg vom ersten bis zum zehnten Baum hat er durch seine offene, anteilnehmende Art ihr Vertrauen gewonnen. Er steuert durch geschickte Fragen die Unterhaltung, erfährt, daß sie Komplexe wegen ihrer üppigen Figur hat und sie immer im Schatten ihrer bildhübschen Schwester steht. Er findet ihre Figur hinreißend und kann ihr das glaubhaft vermitteln. Sie erzählt, daß sie sich mit ihrer Schwester selbständig gemacht hat, aber der Laden nicht so läuft, wie sie sich das vorstellen, und er hört interessiert zu und schüttelt zwei bis drei gute Tips aus dem Ärmel. Sie erzählt von der unbefriedigenden Beziehung zu ihrem Freund, von der verkrampften Sexualität, ihrer Enttäuschung. Er vermittelt ihr das Gefühl, daß dies nun die Chance ihres Lebens ist, Sexualität positiv zu erleben, und schon schlägt er ihr mit ihrem Einverständnis die Röcke hoch. Womit sich seine Trefferquote von neunundneunzig Prozent mal wieder bestätigt hätte. Und das läuft so, seit er vierzehn ist.

Es wäre vorschnell zu behaupten, daß sein Erfolg hauptsächlich daraus resultiert, daß er sich um Frauen bemüht, die nicht dem allgemeinen Schönheitsideal entsprechen. Er liebt große Busen und vor allem große Ärsche, bei denen andere Männer die Flucht ergreifen würden. Aber zu seinem Leidwesen ist er zur falschen schlankheitswahndurchseuchten Zeit geboren und die Objekte seiner Begierde sind nicht gerade zahlreich vertreten. Und wenn es ihm doch gelingt, sie aufzutreiben, ist es gar nicht so einfach, wie man meinen könnte. Sie sind zwar nicht aufmerksamkeitsverwöhnt, aber anfangs ihm gegenüber ganz besonders mißtrauisch. In ihrem sowie dem Verständnis der Allgemeinheit müßte er sich eigentlich für den Troß der kunstgebräunten, abgehungerten, durchtrainierten, »attraktiven« Yuppie- oder Modeltypen entscheiden, die unaufhörlich hinter ihm — sprich Haus, Geld, Status hinterherlaufen. Doch ihr Mißtrauen schwindet, wenn sie merken, daß er sie wirklich begehrenswert findet. Wobei sie dem Irrtum erliegen, das Begehren würde sie in ihrer Gesamtheit betreffen, während es von seiner Seite rein körperlicher Natur ist. Für ihn ist es ein Spiel, für die Frauen todernst.
Oberflächlich betrachtet ist die Begegnung mit ihm durchaus positiv. Viele Frauen erfahren zum ersten Mal im Leben, wie es ist, auf einen Mann wirklich erregend und begehrenswert zu wirken, spüren zum ersten Mal eigene Lust und Erregung, erleben den ersten Orgasmus ihres Lebens. Doch leider geht es danach nicht weiter, und er ist nicht bereit, die von ihm geweckten Erwartungen zu erfüllen. Er ist zufrieden, nachdem er das bekommen hat, was er wollte. Sexuelle Befriedigung und die Selbstbestätigung, es wieder mal geschafft zu haben. Für ihn ist es nur ein Name mehr in seinem Notizbuch, versehen mit dem entsprechenden Kürzel. Ohne diese Kürzel könnte er sie gar nicht identifizieren, weil er sich ihre Namen nicht merkt.

Umgekehrt projizieren sie all ihre Sehnsüchte und Träume auf ihn, er verkörpert für sie die Erfüllung all ihrer materiellen und emotionalen Wünsche. Sie überschütten ihn mit Geschenken und Liebesbriefen, die er an Putzfrau und Sekretärin weiterreicht oder gleich in den Papierkorb wirft. Die Klügeren ziehen sich nun zurück. Hierbei handelt es sich meist um ältere und selbstbewußtere Frauen, letztere Eigenschaft ist leider sehr spärlich gesät. Diese Frauen können die Tatsache, auf ihn »reingefallen« zu sein, noch mit Humor nehmen, fassen die neue Tatsache nicht als persönliche Niederlage auf und erreichen dadurch auch aus Davids Sicht eine ganz andere Wertigkeit. Sobald sie den Status der hilflosen Abhängigen verlassen, empfindet er sie sexuell nicht mehr als attraktiv. Er verliert jegliches Interesse. Die Frauen müßten erkennen, daß sie nur sexuell für ihn existent sind, daß sie die Sexualität aber nur begrenzt als Druckmittel einsetzen können, herrscht für ihn doch diesbezüglich ein absolutes Überangebot. Kein Heulen, kein Nerven, keine Widerrede wird geduldet, sonst wird man unwiderruflich abserviert. Sein ganzer Charme, sein Verständnis, seine Ratschläge, sein Witz — für ihn alles nur manipulatives Vorspiel seiner Sexualität. Und die Frauen akzeptieren aus der wahnsinnigen Angst heraus, diesen Mann zu verlieren, den sie nie besessen haben. Die Angst, eine Zuneigung zu verlieren, die diese Bezeichnung gar nicht verdient. Dafür sind sie bereit, alles zu tun. Aus den Liebes- werden pornographische Briefe, die liest er wenigstens. Sie finden sich damit ab, bei ihren Besuchen im speziell dafür eingerichteten ›Fickzimmer‹ einquartiert zu werden. Sie lernen weder seine Freunde noch sein Leben kennen. Da sitzen sie nun vor dem Fernseher und warten auf die kleinen Aufmerksamkeitshappen, die er ihnen zuwirft. Es ist schon vorgekommen, daß er sie vergessen hatte und ihm erst nach zwei oder drei Tagen einfiel, daß da unten im Keller noch jemand auf ihn wartete. Er hält sie in so großer

Angst, gegen seine Anweisungen zu verstoßen, ihm auf die Nerven zu gehen, was sofortige Zwangsabreise zur Folge hätte, daß sie nicht wagen, das Zimmer zu verlassen. Vor dem Schlafengehen bedient er sich ihrer, um sich dann in seine eigenen Gemächer zu begeben. Sie lernen nicht einmal sein Schlafzimmer kennen. Und sie wehren sich nicht! Sie finden sich mit einer halben Stunde seiner Aufmerksamkeit für ihre Ausdauer genügend belohnt, vielleicht denken sie auch, sie könnten sich seine Zuneigung erleiden. Er hält sie permanent in der Rolle der Bittstellerin, sie haben ununterbrochen das Gefühl, daß es allein bei ihnen liegt, ob sie aus der Gnade seiner Zuwendung fallen. Er schafft es, daß sie sich die Schuld dafür geben, daß die »Beziehung« nicht so läuft, wie sie es sich vorstellen. Er zieht seine Lust aus ihrer Angst und der daraus resultierenden Unterwürfigkeit, aus ihren krampfhaften Bemühungen, es ihm recht zu machen. Bei jeder Äußerung von Unzufriedenheit stellt er es ihnen frei, die Beziehung zu beenden, anstatt sich mit dieser Unzufriedenheit auseinanderzusetzen. Dies ist eine Art Selbstschutz für ihn, denn er müßte sich ernsthaft mit seinem Verhalten auseinandersetzen, würde den Schwarzen Peter bei sich selbst finden und bekäme Skrupel.
Wenn der Reiz des Neuen dahin ist, der physische Reiz nicht mehr so stark ist, entledigt er sich ihrer nicht. Jetzt schafft er sich den erotischen Reiz bei ihnen auf andere Weise. Da gibt es unzählige perfide Möglichkeiten. Es werden verschiedene Auflagen erteilt, von denen ein Wiedersehen abhängig gemacht wird. Bei einer Frau bemängelt er, daß sie ihm zu schlank und vor allem um die Hüften viel zu schmal sei. Ein Treffen wird erst nach mindestens fünf Kilogramm Gewichtszunahme gestattet. Es ist unfaßbar: Sie denkt wirklich, sie könnte sich seine Liebe erfressen. Es werden Schokolade-Sahne-Kuchen-»Diäten« durchgeführt. Es ist fast rührend, wenn sie brav telefonisch Bericht erstattet über ihre tägliche Gewichtszunahme, und dar-

über, daß ihr kaum noch eine Hose paßt. Eigentlich genügt ihm schon allein das Bewußtsein dieser Macht zu seiner Befriedigung. Das Erregendste für ihn ist diese Vorphase, das Wissen um ihre Hörigkeit und ihren Gehorsam, für ihn ein wunderbares Machtspiel. Die Vorfreude ist das Schönste, sobald der Mensch dann real wieder vor ihm steht und nach Erfüllung der Aufgabe den entsprechenden Lohn fordert, ist er nur noch mäßig am Vollziehen des eigentlichen Aktes interessiert. Als Rechtfertigung für das Ausbleiben seiner Aufmerksamkeit hält er ihnen ihre mangelnde Leistung vor. Wenn ihr wirklich etwas an ihm liegt, hätte sie sich zwischenzeitlich einen riesengroßen Arsch zugelegt. Tränen und Verzweiflung, doch er gibt ihr eine weitere Chance. Eigentlich ist er inzwischen nur noch genervt und legt keinen Wert auf weiteren Kontakt. Doch noch zögert er den abrupten Abbruch der Beziehung hinaus. Da er sowieso nichts dabei zu verlieren hat, lotet er aus, wie weit seine Macht, wie weit ihre Hörigkeit geht, um aus ihrer Abhängigkeit jede für ihn noch mögliche Form der Lust zu ziehen. Er befiehlt ihr, bei der nächsten Verabredung eine Freundin mitzubringen, sonst könne sie gleich wegbleiben. Und selbst jetzt gibt es Frauen, die noch nicht abspringen. Bei zaghaftem Hinterfragen schafft er es sogar, ihnen zu suggerieren, daß dieser Befehl ein Beweis seines Vertrauens ist. Findet sich keine Freundin, bringt er selbst zwei dieser Frauen zusammen. Er genießt ihre gegenseitige Eifersucht, wie sie im Bett um seine Anerkennung kämpfen, und wie jede versucht, die andere sexuell zu übertrumpfen und auszustechen. Wenn er sie so weit hat, verlangt er als Liebesbeweis, daß sie auch bereit sein müßten, mit wichtigen Geschäftspartnern sexuell zu verkehren.

Hier muß man zu seiner Ehrenrettung (soweit dies überhaupt noch möglich ist) folgendes anmerken: Er versteift sich nicht auf irgendeine seiner Forderungen. Irgendwann setzen auch

bei ihm »Skrupel« ein, so gibt es als kleine Hintertür bei Nichterfüllung seiner Auflagen garantiert irgendeine andere Leistungsmöglichkeit für sie. Dabei ist gar nicht die Leistung, die sie erbringen sollen, das eigentlich Verwerfliche an der ganzen Angelegenheit, sondern das gesamte Leistungs-Belohnungsprinzip, nach dem er diese Beziehungen handhabt.
Es ist immer wieder von neuem unfaßbar, wie sich die Frauen in diese Abhängigkeit begeben. Sie übertragen dieses Gefühl der sexuellen Anerkennung automatisch auch auf den emotionalen Bereich, auf ihre ganze Person. Eigentlich sind sie mit diesem Denken viel weiter als er, weil sie nicht diese Trennung von Physis und Psyche betreiben, die sein ganzes Leben bestimmt und ihn im Endeffekt ewig unbefriedigt läßt. Dann gibt es noch die Frauen, die völlig durchdrehen und jeden Bezug zur Wirklichkeit verlieren. Das sind merkwürdigerweise meistens die, die von Anfang an am allerwenigsten von ihm bekommen haben. Oft ist nicht einmal sexuell etwas mit ihnen gelaufen. Sie bieten nicht den Schmelz der Jugend oder der naiven Dummheit, auf die er abfährt. Meist sind es Frauen über dreißig, frustrierte, angezickte Frauen, vom Leben und den Männern enttäuscht. Und nun machen sie ausgerechnet ihn zu ihrem Auserkorenen. Sie finden diese Mischung von Erfolg, Macht, Witz und Charme einfach unwiderstehlich. Endlich ein gestandener Mann, dessen Phantasie sich nicht in der genauen Kenntnis irgendwelcher Aktienkurse erschöpft, der offensichtlich Macht und Geld dazu benutzt, das Leben zu genießen, der so sensibel ist, daß er schon nach einer kurzen Unterhaltung all ihre Ängste erkennt und seziert und zu ihrer Fassungslosigkeit sein sexuelles Desinteresse an ihnen offen zum Ausdruck bringt. Werden sie ihm zu zutraulich, bleibt ihm als probates Abwehrmittel, daß er sie zwar ganz bezaubernd findet, aber leider sind sie ihm viel zu schlank. Für ihn ist das Thema damit vom Tisch, aber es gibt immer wieder hartnäcki-

ge Fälle. Sie wollen ihn unbedingt bekehren, ihre inneren Werte demonstrieren. Man könnte meinen, ihre ganze Selbstachtung, ihr ganzes Leben hinge davon ab, von ihm erhört zu werden. In seiner Unerreichbarkeit symbolisiert er für sie alles, was ihnen das Leben bisher vorenthalten hat. Da er ihnen die Möglichkeit nimmt, die Sexualität als Mittel zum Zweck zu benutzen, versuchen sie es auf andere Weise. Da fährt man schon einmal zweihundert Kilometer mit dem Taxi für einen Spontanbesuch, der endet, bevor er überhaupt begonnen hat (er haßt Spontanbesuche jeglicher Art!). Sie überschütten ihn brieflich mit Gedichten und psychologischen Analysen seines Verhaltens, sie harren nachts im Schneesturm vor seinem Haus aus, bewerfen Fenster und Türen mit Rosen und Geschenken, bedrohen seine Besucher, wälzen sich schreiend auf dem Boden, bis sie von der Polizei abtransportiert werden. In den entsprechenden Ordnern stapeln sich ihre Entschuldigungsbriefe, die er wohlweislich aus rechtlichen Gründen aufbewahrt. In ihrem ungeheuer verletzten Stolz und der Scham, wozu sie sich haben hinreißen lassen, verstricken sie sich immer mehr in völlig bescheuerte Aktionen. Jeglicher Bezug zur Realität geht verloren. Sie unternehmen absurde Versuche, ihn wegen irgendwelcher erfundener Vergehen anzuzeigen, um so den Kontakt zu ihm zu erzwingen. Sie buchen Reisen und brechen zusammen, wenn er nicht am Terminal erscheint. Es gibt für sie keine Erniedrigungsgrenze mehr.
Kann man sich vernünftige erwachsene Frauen vorstellen, die mit ihren Pumps über Gartenzäune klettern, sich unter das Fenster stellen, hinter dem sie das Schlafzimmer vermuten, um dann stundenlang, monoton wie ein Gebet, seinen Namen zu rufen? Das gibt es. Doch sie bekommen nicht einmal die Genugtuung eines Tobsuchtsanfalls von seiner Seite als Aufmerksamkeitsbeweis, sondern höchstens einen Eimer eiskalten Wassers über den Kopf. Daraufhin gibt es von ihrer Seite eine An-

zeige wegen Körperverletzung und gleichzeitig mal wieder einen tränenreichen Entschuldigungsbrief. Die zuständige Polizeidienststelle gähnt nur noch gelangweilt, weil sie das Spielchen schon kennt, und man greift gar nicht erst zu Formular und Schreibmaschine, um die Anzeige aufzunehmen.
Nun setzt er dem Ganzen noch die Krone auf. Er unterbreitet ihnen folgendes Angebot: Er wird mit ihnen Kaffee trinken oder sich eine Stunde bei der Arbeit zugucken lassen, wenn sie pro Treffen tausend DM für die Inanspruchnahme seiner Zeit berappen. Selbst davor schrecken manche Damen nicht zurück. Sie erkaufen sich nun im wahrsten Sinn des Wortes seine Aufmerksamkeit. Oder er hat sie für immer los. Doch selbst, wenn sie sich auf den Handel einlassen, kommt irgendwann der Punkt, an dem die besorgten Erben die sinnensüchtige Frau oder Mutter für unzurechnungsfähig erklären lassen. Vorübergehend tritt Ruhe ein, manchmal kommt noch ein wirrer Droh- und Liebesbrief aus der Heilanstalt, aber die nächste Frau sitzt schon in den Startlöchern...
Dann gibt es noch die materiell eingestellten Frauen, die denken, daß sie mit ihm ihr Schäfchen ins trockene bringen können. Er amüsiert sich über ihre Anstrengungen nach dem Motto »Wie angelt man sich einen Millionär« und läßt sie mit sexueller Erniedrigung büßen. All dies in Erwartung des warmen Goldregens, der sich leider nicht einstellen will. Genauso behandelt er Frauen und Mädchen, die der Meinung sind, über sein Bett Karriere machen zu können, und deshalb persönliches Interesse und Gefühle heucheln. Früher oder später ziehen sie sich beleidigt zurück und wenden sich lohnenderen Jagdgründen zu.
Ein weiteres Fachgebiet von ihm ist die gelangweilte, frustrierte Hausfrau. Im ehelichen Bett ist gähnende Langeweile Dauergast. Und da kommt er, sozusagen der Prinz, der frisch dem »Goldenen Blatt« entstiegen ist. Der Mann von Welt, auf du

und du mit der Prominenz, oder was sich dafür hält. Der Jaguar, Mercedes oder Porsche strahlt mit seinen blauen Augen um die Wette. Ein Kavalier der alten Schule, der ihr im Supermarkt die Tür aufhält, die schweren Tüten zum Wagen trägt, ihr nach langer Zeit wieder das Gefühl gibt, eine Frau zu sein. Im Geiste hat er sie schon zwischen Getränkeregal und Tiefkühltruhe im Supermarkt gefickt, doch das holen sie schnell unter der nächsten Brücke nach. Oder noch besser im heimischen Hauseingang, wo er sie an die nächste Mülltonne stellt, während man aus dem geöffneten Fenster im ersten Stock hört, wie der Ehegatte pfeifend das Abendbrot zubereitet. »Das goldene Blatt«, »Meine Geschichte« bzw. »Mein Erlebnis« live! Welche Hausfrau würde da nicht zum Orgasmus kommen. Wahrscheinlich wird man sich danach nie wieder sehen, und jeder ist zufrieden. Sie hat eine Erinnerung, von der sie die nächsten zehn Jahre in ihrem grauen Alltag zehren kann, und was ihn anbelangt, der nächste Supermarkt ist gleich um die Ecke...

Ein Fall für sich sind extrem dumme Frauen. Je dümmer die Frau, um so geiler die Situation, die er drumherum basteln kann. Eigentlich müßten sie einem leid tun. Wieder bekommt er diesen Vertrauensvorschuß aufgrund der väterlich verständnisvollen Art, mit der er auf ihre Probleme eingeht. Rückhaltlos bewundern sie seine Intelligenz und seinen Erfolg. Für ihn ist es ein Spiel, wie weit ihr Vertrauen geht, wie grenzenlos seine Macht über sie ist. Er gibt sich als Arzt aus und versichert ihnen glaubhaft, daß ihre Heiserkeit oder ihr Halsweh sofort besser wird, wenn sie möglichst viel Sperma schlucken. Der Motor ihres Wagens läuft etwas unruhig. Das haben wir gleich. Er öffnet die Motorhaube und bittet sie, sich nach vorne zu beugen. Jetzt bitte ein bißchen an dieser Schraube drehen, währenddessen schlägt er ihr den Rock hoch und nimmt sie von hinten. Das gehört alles zur Reparatur. Und sie bestätigt da-

nach, daß sich der Motor nun viel besser anhört. Grenzenloses Vertrauen — grenzenlos mißbraucht.
Last but not least wären da noch die ganz jungen Mädchen. Unschuldig, unverbraucht, vom Leben noch nicht allzusehr verformt und gezeichnet. Oft ist er der erste Mann in ihrem Leben, bzw. der erste Mann, mit dem sie Sexualität als etwas Positives erfahren. Sie schaffen es, ihn zu rühren, ihnen gegenüber empfindet er Zärtlichkeit und hat die meisten Skrupel, ihnen psychisch zu schaden. Aus diesem Kreis rekrutieren sich auch seine ernsthafteren Beziehungen, ohne die er nicht leben kann. Er liebt ihre Jugend und Frische, die Art, wie sie sich über Kleinigkeiten freuen können, albern und ausgelassen sind, ihre Bewunderung. Diese Mädchen sind unverbrauchtes Material, das er nach seinen Wünschen formen kann, keine erwachsene Frau, die ihn mit ihren Ansprüchen überfordern könnte. Hat er keine feste Partnerin, vereinsamt er völlig und gesteht seinen Sexbeziehungen mehr emotionalen Platz in seinem Leben zu. Den müssen sie jedoch sofort wieder räumen, sobald er sich emotional anderweitig ernsthaft engagiert. Und nun beginnt sein eigentliches Dilemma. Als kleiner Junge dachte er, daß es Frauen zum Lieben und Frauen zum Sex gibt. Und leicht abgeschwächt hat sich diese Aufteilung tief in ihm festgesetzt. Auch in einer festen Beziehung, die bei ihm nie kurz und oberflächlich ist, sondern immer über mehrere Jahre geht, mag er nicht auf die anderen Frauen verzichten, schon allein deshalb, weil in der emotionalen Beziehung für ihn nicht auch die sexuelle Beziehung enthalten ist. Nach einer gewissen Zeit empfindet er seine Partnerin sexuell nicht mehr als reizvoll und tobt sich anderweitig aus. Das funktioniert natürlich nicht auf Dauer, sie bekommt durch das Vorenthalten der Sexualität nicht die gewünschte Bestätigung, was er nur teilweise durch viel Zärtlichkeit wieder aufwiegen kann. Emotion und Zärtlichkeit auf der einen Seite, Sex auf der anderen. Er be-

kommt es einfach nicht auf Dauer zusammen. Früher oder später fliegen seine Eskapaden auf, oder falls er seine Partnerin von vornherein damit konfrontiert hat, und sie versucht, damit zu leben, bricht sie irgendwann unter dieser Last zusammen. Und am Ende seines Lebens haben ihn vielleicht alle verlassen, weil er alle enttäuscht und verletzt hat. Und er hat sich über all die Jahre hinweg sein Gefängnis der Einsamkeit selbst gezimmert.

Mit all seinen Manipulationen läuft er Gefahr, sich aus der menschlichen Gemeinschaft hinauszukatapultieren und findet vielleicht nie mehr den Weg zurück. Hätte David in seinen bisherigen fünfundvierzig Lebensjahren nicht immer Liebe und Sexualität nach seinen betriebswirtschaftlichen Kategorien zerteilt, wäre er zur Liebe und daraus resultierender positiver Sexualität fähig gewesen. Keine seiner Frauen hat das erlebt.

## *Michael, vierunddreißig: perfekt*

Fröhlich lachend strahlt mich da ein dreijähriger Junge an. Fast guckt er mich schelmisch an, als wollte er sagen: »Na, was hast du denn dreißig Jahre später für Probleme?« Das früheste Foto von mir, schwarzweiß und brav in meinem Album mit Fotoecken archiviert. Ja, offen zugegeben, mein Problem ist, wie perfekt ich vom Kleinkindalter bis zum heutigen Erwachsenen das Manipulieren anderer Menschen gelernt habe — nicht durch Brutalität, Schläge, Geld oder andere materiellen Zuwendungen, nein, viel subtiler durch Psyche, Sexualität und das Spiel mit der Liebe. Es läuft alles perfekt, ohne daß ich durchschaut würde. Meine Kindheit bestand in chamäleonhafter Anpassung an die Wünsche meiner Umwelt bei gleichzeitigem Austesten, wie weit ich eigene Interessen trotzdem verwirklichen konnte. Ich war offen, neugierig, fragend, nachfragend und manchmal frech. Immer wollte ich verstehen, warum etwas so oder so ist. Hatte ich begriffen, warum man den Käfern nicht nacheinander jedes zappelnde Bein ausreißen durfte, handelte ich dementsprechend. Aber die Antworten waren selten erklärend, sondern bestimmend: »Was uns gutgetan hat, wird dir erst recht nicht schaden; du sollst, du mußt, frag nicht immer Sachen, die dich nichts angehen, dazu bist du noch zu jung, das ist halt so, basta ...« Da die Befolgung dieser Befehle und Zurechtweisungen bei Zuwiderhandlungen durch ein ganzes Arsenal an Bestrafungsaktionen erzwungen wurde, lernte ich, mindestens zwei zu sein. Essens- und Süßigkeitenentzug, Schläge, in den Keller Einsperren und Zimmerarrest wechselten sich mit anderen erzieherischen Zerbrechungsinstrumenten der Kinderseele ab. Unter der Devise »Es wird gegessen, was auf den Tisch kommt« gab es fettes Unverdauliches. Dann folgten vergebliche Versuche, das mittlerweile kalt Gewordene durch Sätze wie »Du undankbarer Tropf, iß, was auf den Teller kommt« und »Das ist doch mit Liebe gekocht« schmackhafter und eßbarer zu machen, die darin gipfelten, daß das mittlerweile Erbrochene trotz Widerstandes aufgegessen werden mußte. Widerspruch war verboten. Klappte es nicht sofort, wurde ich so lange unter die kalte Dusche gesteckt, bis mir die Qual des Aufessens geringer erschien als das schmerzhaft langsame Erfrieren. Gemessen an Mißhandlung und Vernachlässigung anderer Kinder ging es mir blendend, man konnte ja nichts sehen. Außerdem bekam das Druckmittel »Psychoterror« einen viel höheren Stellenwert als körperliche Zurechtweisung. Denn ich wollte ja geliebt werden. Und in der Bestrafung durch Entsagung, Mißachtung, Desinteresse (»Wir lassen dich links liegen«) und »Liebesentzug« hatte die Familie mit insgesamt neun erwachsenen Kindern und einer dominanten Mutter, die die Fäden der nach außen hin so guten und erfolgreichen Familienmitglieder perfektioniert zog, ebenfalls ihre Erfahrung. Irgendwie kamen sie mit mir nicht klar. Offen und nach Aufmerksamkeit heischend, paßte ich nicht in die anpäßlerische Sonntagsidylle, in der jeder versuchte Ausbruch aus der ritualisierten Langeweile reinster Frevel war. Die Erwachsenen beschäftigten sich nur mit sich selbst, die Kinder durften im Flur oder in einer Ecke spielen, und das möglichst störungs- und knitterfrei. Denn die Familienmitglieder hatten die Angewohnheit, ihren unterschiedlichen sozialen Aufstieg in den Klamotten ihrer Kinder zu manifestieren. Das so kinderfeindliche Wort »adrett« hat mich genauso wie das der »Höflichkeit« verfolgt.

Nicht die prinzipielle Freundlichkeit gegenüber anderen Menschen, das Tür aufhalten, tragen helfen und die Intimitäten des Small talks, sondern diese Falschheit, schmatzend-feuchte Küsse als Zuwendungsform eines mir unsympathischen Verwandten, ob Onkel oder Tante, lächelnd freudig ertragen zu müssen, waren so schwierig. Tätscheleien und scheinbare Interessiertheit mit dümmlich-gleichen Fragen zwischen Roulade und Buttercremetorte waren ein Graus. Vorsichtige anfängliche Versuche, auch andere Fragen zu stellen, stellte ich mit der Zeit wieder ein, denn ich wollte nicht als ständiger Aufwiegler des Familienfriedens Gesprächsthema sein, in den Keller wandern oder mir schallende Ohrfeigen in trauter Vereinigung mit Angeschrienwerden einhandeln.

In derselben Wohnung — im Zuhause — geschnitten zu werden, sein Brot hingestellt zu bekommen und ansonsten einer Mauer des Schweigens gegenüberzustehen, vorwurfsvolle Blicke, geschickt selbstmanipulierend herausgequetschte Tränen voller Betroffenheit, gepaart mit stechenden Sätzen: »Das ist nun der Lohn unserer Liebe! Das ganze Leben opfern wir uns bis zum Letzten für dich auf! Verzichten auf vieles, aber

Undank ist ja der Welt Lohn ... Du Nichtsnutz! Wie konnte man dich bloß auf die Welt bringen!« brechen jeden Willen. Dabei hatte ich doch einfach nicht verstanden, warum Tante Petra und Onkel Ernst trotz besten Alters und guter Selbständigkeit keine Kinder hatten. Lieb gefragt in die illustre Runde der Kaffeetafel verstummte abrupt das seichte Unterhaltungsgeplätscher über das Essen, Jobs, Sport, Fernsehen, Umzug, Hochzeiten, Beerdigungen und andere Nebensächlichkeiten. Entsetzen, Erstarren und eine eisige Mauer des Schweigens umgaben mich auf einmal, schnell gefolgt von der nicht erwarteten Bestrafung auf dem Gang zur Toilette in Form einer rechtsauslegenden Ohrfeige. »Das fragt man nicht« und »Unverschämtheit« waren die begleitenden, aber nicht erklärenden Worte. Wem wäre ein Zacken aus der Krone gefallen, wenn die Erwachsenen kindgerecht die vielen Gründe für Sterilität erklärt hätten? Wurden die Verwandten in meinen Augen weniger wert? Nein, aber es war ein Frevel, den Tabubereich »Probleme« anzusprechen, zeigte er doch die mangelnde Souveränität der klugen Erwachsenen.
Und das alles geschah vor der Einschulung. Mir blieben Fragen und Unverständnis. Wie sehr man mit mir unzufrieden war, wurde mir Weihnachten gezeigt. Bekamen andere Eisenbahn, Puppe und Legobausteine, führte man mich in den Abstellraum, um mir zu zeigen, daß der Weihnachtsmann — in raffinierter Abgabe der Eigenverantwortlichkeit wurde die Sache geschickt ihm in die Schuhe geschoben — sehr unzufrieden mit mir gewesen sei, er aber dennoch etwas für mich dagelassen hätte. Für mich! Unbändige kindliche Freude, durch den Glanz von Lametta, warmen Kerzenschein, den Geruch von Gebäck und Geflügel im Bratofen, festliche Kleidung und dieses Ungleichgewicht zwischen gestreßt-angestrengtem und mystisch-friedfertigem Gesichtsausdruck begleitet, wird jäh zerstört. »Mehr hast du dieses Jahr nicht verdient!« Da liegt in-

mitten des Gerümpels eine Rute aus ein paar Zweigen mit nichts dran. Zerstörte Kinderträume. Das ist Mord der Kinderseele, nicht, weil sie nichts bekommt, sondern weil sie die unterschiedliche Bevorzugung nicht nachvollziehen kann.
Überlebensstrategien mußten entwickelt werden. Die erste Voraussetzung dafür war die genaue Beobachtung der anderen — Mutter, Vater, Opa, Tante und wie sie alle hießen. Ich betrachtete genau ihre Stimmungen, Wünsche, Eigenarten, Probleme — kurz alles, was mir wichtig erschien, um sie einschätzen zu können. Die zweite Voraussetzung war, mich durch die Versuch-und-Irrtum-Methode vorzutasten, wie weit ich selbst gehen konnte. War das erstere noch relativ einfach, weil sich mit dem Gesichtsausdruck, Gesten, Stimmlage, Sprache und Wortwahl bei genauer Wahrnehmung jeder in seinen Beziehungen zu sich selbst und anderen entlarvte, entpuppten sich meine Versuche, ein eigenes Terrain abzustecken, viele Jahre als zwecklos. Grund dafür war die Willkür, die mir damals scheinbare Unberechenbarkeit ihrer erzieherischen Handlungen. Woher sollte ich als Knirps schon wissen, daß selbst dieses Verhalten — durch Angst gesteuert — in sich eine Logik aufweist, die genauso berechenbar ist?
Und ich lernte das Schweigen. Nicht nur das mißachtende, bei dem der Mensch sich innerhalb von Sekunden in Luft auflöst, sondern das andere, noch viel schlimmere Schweigen, bei dem man nichts fragt und sagt. Tabu — Verbot — Tabu. Die Nazivergangenheit oder der sexuelle Frust der letzten Nacht, der Ärger in der Firma und das Verhältnis, der Alkoholismus, Ehestreit usw. gaben dazu Anlässe.
Leistungen und Erfolge, zumal wenn sie sich in einer veränderten Zahl am Monatsende auf dem Girokonto zeigten, bestimmten das familiäre Gespräch. Erinnerungen an einen Rapport stellen sich ein. Auf Leistung waren sie alle getrimmt. Aufstieg und Erfolg waren die Zauberworte. Bankdirektor, Chefverkäu-

fer in einer Computerfirma, Anzeigenleiter einer überregionalen großen Zeitung, Chefsekretärin — alle mit entsprechendem Gehalt. Makaber ist nur, daß heute von diesen erfolgreichen Familienmitgliedern nicht mehr viel übrig ist. Nein, an Altersschwäche und aus einem erfüllten Leben gehend, sind sie nicht verstorben. Einer verbrannte sich im Vollsuff im Bett und hinterließ selbstverständlich Familie mit drei Kindern. Der Bruder mußte nicht ins Feuer, da ihn vorher schon die Leberzirrhose hinwegraffte. Und heute vegetieren noch drei dieser Erfolgsmenschen mit dem durch Alkoholmißbrauch beschwingten, luftig-leeren Gehirn vor sich hin, Pension inbegriffen. But business goes on.

Zuckerbrot und Peitsche waren Begriffe, mit denen ich oft zu tun hatte in Form von Schokolade und hölzernen Kochlöffeln, Interesse und Abweisung, besorgtem Zudecken und bedenkenlosem Anschreien. Also lernte ich, mich den Wünschen verschiedener Menschen anzupassen, wurde zum kindlichen Mitläufer, ob als Einkaufstaschenträger, »liebes, ruhiges« Kind, Clown oder sittsam, ordentlich, brav. Von Ungerechtigkeiten und von dem ständigen Versuch, mich so zurechtzustutzen, wie es für aufrechte Mitglieder der Gesellschaft opportun erschien, erholte ich mich in wilden Traumwelten. Gespeist wurden sie aus Büchern, Erlebtem, Beobachtungen und Phantasien. Da wurde ich verstanden, war stark und ehrlich und konnte mir eine Umgebung aufbauen, die glücklicher erschien. Mit sonntäglichen Pflichtbesuchen in der Kirche und Pflichtgebeten vor und nach jeder Mahlzeit war mir auch die Freude an der Vorstellung von Gott genommen.

Die geballte Falschheit der Gesichter in der Kirche oder der Verwandten am Eßtisch während der Gebete zusammen mit den vielen Ungerechtigkeiten von der Gesundung oder Krankheit eines Menschen bis hin zum Krieg, für die ER verantwortlich sein sollte, machte IHN mir suspekt. Das Ganze erschien

mir unlogisch. Also stellte ich die anfänglichen, zumeist nächtlichen Hilferufe, Selbstbemitleidungen und Überlegungen, warum ausgerechnet ich es so schlecht hätte, wieder ein. Das zu geringe Selbstwertgefühl meiner frühen Kindheit versuchte ich dadurch zu kompensieren, daß ich das Wissen und das, was ich zufällig aufschnappte, bei passender wie äußerst unpassender Gelegenheit einbaute, um mich in den Mittelpunkt zu stellen. Manche Erwachsene freuten sich über den aufgeweckten Kerl, zu Hause gab es Sprechverbot, in der Schule die Bemerkung altklug und später »mehr Qualität als Quantität, bitte!« Doch was sollte ich machen? Tolles Spielzeug, feine Klamotten, eine Uhr, ein Haustier, teure Pausenbrote, eine witzige Frisur, einen Adelsnamen, Fernreise oder wenigstens ein Auto oder Beruf der Eltern, der etwas hergab, damit *ich* etwas darstellte, gab es nicht. Äußerlich war zwar nichts Negatives oder hervorstechend Unästhetisches an mir, aber anscheinend auch nichts, was weibliche Kinderherzen hätte höher schlagen lassen können. Von frühesten Tagen an mit Verboten, psychischer und physischer Gewalt begleitet, zeichnete ich mich auch nicht durch große körperliche Kraft aus. Im Gegenteil, ängstlich ging ich auch nur jeder Eventualität körperlicher Auseinandersetzung aus dem Weg, war feige. So blieb ich bis weit über die Pubertät hinaus Klassenclown und Memme — keine guten Chancen für Anerkennung und Freundschaften. Man hatte mich bisher nur darin bestätigt, daß man mich lieben würde, ich dankbar für das Leben sein müsse und aus mir ein vollwertiges und nützliches Mitglied der Gesellschaft werden sollte. Angepaßt und unkritisch sollte ich sein und, wenn möglich, nach dem Abitur etwas Sicheres für immer anpacken: eine Banklehre. Dann sollten sich Familie, Kinder und Glück einstellen. Bis dahin war der Weg aber noch lang.
Aber was wollte ich auch. Ich wurde doch geliebt. Mit Tränen des Selbstmitleids wurde mir immer wieder gesagt, was alles

für mich getan wurde. Dankbarkeit und Liebe wurden von mir eingefordert, sprachlich und besonders körperlich durch Pflichtküsse und Händchenhalten. Dieses Gesicht, das mich vor Tagen noch in einem Ausbruch von Erziehungsschwäche wutverzerrt mit klein gewordenen Augen und dem sprühenden Speichel beim Schreien anstarrte, bevor ich den Schmerz des Schlages spürte, alles das sollte Schnee von gestern sein? Lustvoll, liebend und freudig, die verzerrte Grimasse noch als inneres Bild vor den Augen, sollte die Nähe zu den liebenden Erwachsenen entstehen. Nach meinen Bedürfnissen und dem Wunsch, zu solchen Menschen keine Zärtlichkeit entwickeln zu wollen, hatte niemand gefragt. Das Paradies auf Erden, wo die Kinder sich ihre Eltern und Bezugspersonen selbst auswählen können, existierte noch nicht. Also spielte ich mit, manipulierte ein bißchen, küßte, auch wenn ich mir danach den Mund abwischte, und pendelte die nächsten Jahre immer zwischen meiner Wunschwelt in Traum und Gedanken und der Realität hin und her. So, wie sie mich betrogen und belogen, machte ich es auch. Ob es das Essen war, was ich nicht mochte und auf einem plötzlich dringend nötigen Toilettengang in das Becken ausspie oder der Gang zum Sport, zur Bücherei und zum Klassenkameraden, der in Wirklichkeit gar nicht stattfand: Ich schaffte mir meine eigene Welt, meine Freizeit und ein Lügengespinst, bei dem ich tunlichst vermied, mich selbst zu fangen. Es passierte dennoch regelmäßig. Aber je länger diese beiden Welten nebeneinander Bestand hatten, desto raffinierter wurde ich darin, Ausreden und neue Lügen zu erfinden, abzulenken oder aber die einzelnen Erwachsenen mit ihren Schwächen gegeneinander auszuspielen. Die immer wieder von mir inszenierten Versuche, am ständig gleichen Inhalt der Familiengespräche und auch an der Form, die sich zwischen seichtem Nachgeplapper, nach dem Mund Reden und Rechthaberei bewegte, konstruktiv etwas zu verbessern, wurden erst

mit dem Satz: »Du hast wohl die Weisheit mit Löffeln gegessen«, später mit den Worten: »Was da aus dir spricht, ist nicht unser Kind, sondern der Teufel« vom Tisch gewischt.
Es mag die Zeit um die Pubertät gewesen sein. Körperliche Kraft verlor ihren Schrecken für mich, weil ich merkte, daß sich das über Jahre »zu Hause« eingeübte Beobachten der Schwächen und Probleme anderer bei geschickter Nutzung als ein viel stärkeres Instrument erwies. Wie war das leicht! Dreimal »Hau den Lukas«: Versuche entweder die Ängste und Unsicherheiten des anderen, fehlendes oder falsches Wissen oder aber Fehlverhalten und Unsicherheiten in der Kommunikation zu erkennen. Übe selbst für dich ein, wie du durch höfliches, aber geschicktes Argumentieren zu einer besseren Rhetorik kommst, die dir über deine eigenen Unsicherheiten galant hinüberhilft. Welche Stärke! Zwar mußte ich mir eine Zeitlang Zuschreibungen wie »Neunmalkluger«, »Wortverdreher« und »Rechthaber« anhören, aber was waren das schon für Einschränkungen im Vergleich zu dieser Macht, nur durch Gedanken und Sprache andere Menschen auf Distanz zu halten — bis zur tiefen Verletzung. Wunder auf Erden! Langsam wurde ich akzeptiert. Ob Schule oder daheim, ich wurde respektiert. Ich stieg von der letzten Sprosse der Klassenhackordnung zum Klassensprecher auf, perfektionierte meinen Blick, den Ton der Stimme und die genaue Wortwahl. In den Jahren bis zum Abitur reichte bei manchen Lehrern ein Blick, ein Wort, Satz oder Schulterzucken, um sie zur Weißglut zu treiben. Das war Psychoterror. Ich hatte geschickt ausgelotet, wie weit ich gehen konnte oder mußte, um sie hinter ihrer Mauer der Autorität schwach zu zeigen. Da ich immer höflich und bestimmt blieb, nicht anfing zu schreien, zu schimpfen oder anderweitig negative Kommunikation einzuüben, hatte ich schon »gewonnen«.
So wurden Bosheit und Schikane zum Spiel der neurotischen

Selbstbestätigung. Mein Leben spielte sich bis zur Volljährigkeit nach außen in den vorgeschriebenen Bahnen ab, innen aber wollte ich diese ganze Lüge und den Mißbrauch von Stärke nicht mitmachen. Ich träumte von einer anderen Welt mit Liebe und Sexualität, wie ich sie mir durch eine seltsame Mischung aus Spielfilmen, Büchern, den wenigen schönen, innigen Szenen, die ich in der Umwelt wahrnahm, Sexy-Blättern, Pornos und dem wenig selbst Erfahrenen schaffte.

Außer den schmatzend-feuchten Küssen und einer Hand auf meiner Stirn, wenn ich krank war, erinnere ich keine Zärtlichkeiten aus der Kindheit. Sexualität als Thema war tabu, Nacktheit im Haus und Bett ebenso. Der meistens durch das Waschen zu klein gewordene, viel zu enge Schlafanzug war obligat. Kinder brachte der Storch, Selbstbefriedigung und sich am Schniedel anfassen (außer beim Pinkeln) macht Rückenmarksschwindsucht und dumm, und obendrein gab es noch in Abgabe der Verantwortlichkeit mit acht oder neun Jahren ein Buch mit Bestäubungsbienen — mit der Imprimatur der Heiligkeit auf Erden. Zwar ging es in den Sommerferien zum FKK-Strand. Die dortige Nacktheit ließ aber leider keinen Rückschluß auf gleiche Offenheit in den eigenen vier Wänden zu. Der FKK-Strand war ein Eldorado an neuen Eindrücken. Sexualität mitsamt der Erektion war so früh sehr schlecht und mußte bis zur Heirat aufgehoben werden. Sonnenstrahlen, Wärme, Reizklima der Nordsee und die ganzen Nackten führten aber zur kindlichen Erektion. Wohin damit? Bäuchlings in den Sand, dann ging's. Das war zwar unbequem und tat wegen des harten Dinges auch weh, aber so konnte ich in Ruhe vor mich hinspannen. So blieb ich mit meinen Gedanken und Fragen allein. Ich wußte weder meinen »Steifen« einzuordnen, noch warum ich ihn bekam, wenn ich mir Jungen und Mädchen bzw. Frauen ansah. Meine Gefühle verwirrten sich. War ich etwa homosexuell? Aber warum fand ich dann Mädchenkörper und Gesichter so toll? Zwischen Neugierde, Entdeckungslust und Langeweile pendelnd, stromerte ich in den Dünen. Sexuell noch ahnungslos, aber erahnend wurde ich wortlos in einer Mulde verführt. Der Mann stand mit einem Mal da. Geschockt von seinem Glied, das erste erigierte, das ich außer meinem eher kindlich-kümmerlichen erblickte, ließ ich wie eine Puppe alles mit mir geschehen. Trotz meiner Erektion fand ich seine Bemühungen nicht berauschend. Blinzelnd zwischen den halbgeöffneten Augenlidern beobachtete ich ihn. Sein schnelleres Atmen, seine Geilheit und seinen Erguß. Was für ein Aha-Erlebnis! Hatte ich doch außer der Macht meiner Sprache noch eine andere entdeckt: die der Sexualität. Und schon fielen sie mir auf: die vielen Männer, die mich in der Badeanstalt, in der U-Bahn, im Park oder wo auch immer anstarrten, mit Blicken auszogen und mich begehrten. Mich oder nur den Knabenkörper, das schön geschnittene Gesicht, die »Unschuld«? Die Testreihe der nächsten Jahre verlief für mich negativ. Auf wen ich mich auf der Suche nach Zuneigung auch einließ, ihr Interesse galt meinen Körper und dem Gesicht, nicht aber der Psyche, geschweige denn den Problemen. Der Geschlechtsidentitätskonflikt war vorprogrammiert. War ich nun schwul?

Doch da kam mit vierzehn Jahren das erste Mädchen: wunderschön wie aus der Reklame, Strandkorbfreundschaft im Urlaub, drei Jahre älter und begeistert von mir. Von mir! Lachen, Austausch und echte Zuneigung, beim Mondaufgang der erste Zungenkuß meines Lebens: ungewohnt, feucht, erregend. Wieso mußte ihre Zunge sich in meinen Mund winden? Das hatte ich nie vorher gespürt, nie gesehen — weder im Fernsehen, Kino noch sonstwo. Aber es war toll. Ihr Busen, das Zittern ihrer Beine, dieser neue, warme Duft. Und dann dieser warme Glanz in ihren Augen. War das Tausendundeine Nacht?

Obwohl der Kontakt — ob wegen ihrer oder meiner Schreibfaulheit weiß ich nicht mehr — bald einschlief, blieb sie mir in meinen feuchten Träumen bis weit über die Pubertät hinaus präsent. Sie nahm die Rolle der Frauen ein, die mir nächtens unter der Bettdecke mit dem letzten Schimmer der verglimmenden Taschenlampe in dem Kugelschreiber aus dem Sexshop in den geilsten Posen erschienen. Traumwelten. Außer diesen Wunschphantasien, regelmäßigem Erwerb miesester — weil preiswerter — Blättchen mit »schönen« nackten Titelmädchen oder einer Homo-Zeitschrift bestand meine Sexualität aus Selbstbefriedigung. Die Mädchen schienen sich nicht für mich zu interessieren, oder aber ich hatte zu hohe Ansprüche, die ja aus den eben erwähnten Zeitschriften herstammten. Auch wurde dieses Material häufig ausgewechselt, da regelmäßig alle auch nur denkbaren Verstecke schweigend entleert wurden — Erziehung zum Guten.

Mit dem Erreichen der Volljährigkeit zog ich von zu Hause, diesem Domizil häuslichen Unfriedens, aus. Ich zog weg von dieser Welt aus Lüge und Manipulation, dieser Stätte des Unglücks und Leidens, dieser Brutstätte für psychische Krankheiten, Neurosen und Kaputtheit. Da stand ich nun, die bisherigen Steuerungsfäden meines Lebens brutal gekappt. Endlich konnte ich versuchen, so zu sein, wie ich es für richtig hielt. Ich erlitt eine Bauchlandung nach der anderen. Irgendwie interessierten sich die Mädchen, denen ich nahe sein wollte, immer noch nicht für mich. Ob Fete, Disko, Kneipe oder meine sehnsuchtsvollen Blicke auf der Straße — die Mauerblümchen wollte ich nicht, und die anderen waren in festen Händen. Und auch die meisten Gesprächsthemen auf den alkoholisierten Spontanfeten und Geburtstagen, die kaum über Musikgruppen, Fernsehereignisse und Klatsch und Tratsch hinausgingen, entsprachen nicht meinen Interessen. Duplizität der Ereignisse: ich sah Streits und Dominanzen von Paaren, mögliche Konfliktlösungen wurden im Alkohol ersäuft. Das kannte ich zur Genüge von zu Hause. Da aber saß jetzt ein wunderschönes Mädchen, das ich kennenlernen wollte, in Tränen aufgelöst. Welche Nummer sollte ich aus dem Repertoire meiner schauspielerischen Fähigkeiten spielen? Den Clown, den Mittelpunkt, den Wissenden oder Unwissenden, den Frechen, Ironischen, Harten oder Weichen? Nein, diesmal war die der Liebe, die helfen will und sich für die Probleme interessiert, angesagt. Himmel auf Erden! Es gelang. Ich konnte ihre Tränen trocknen, ihr Vertrauen gewinnen, ihr Freund werden — platonisch, bis sie die Dinge mit ihrem Freund geklärt hätte. Dabei wollte ich sie berühren, mich stolz mit meiner schönen Freundin zeigen, mit ihr Sexualität und Liebe erleben. Trotz mittlerweile erfolgtem Abitur aber hatte ich keine Ahnung von Sexualität. Ich war hölzern im Zeigen meiner Emotionen und in den Gesten. Das eigenartige Resultat aus meiner Unsicherheit und dem sich erfüllenden Bedürfnis, endlich mit dem konfrontiert zu werden, was ich achtzehn Jahre lang vermißt und mir gewünscht hatte, nämlich einem Menschen — einem weiblichen Wesen — nahe zu sein, war eine immens vorsichtige, entdeckende Zärtlichkeit. Die Wonnen des Koitus oder anderer Variationen kannte ich noch nicht. Daher war ich nicht zielstrebig, wußte ich doch so oder so nicht, wohin mit dem Steifen in der Hose. Ich entdeckte jedes Härchen, jede Pore und die so unterschiedliche Sensibilität der Hautareale von den Händen bis zu den Füßen. Ich zeichnete mit Lippen und Händen jede Linie ihres Gesichtes nach. Dieses Meer der Zärtlichkeiten dankte sie mir nicht nur mit glänzenden Augen, sondern auch mit der Aussage, daß sie so etwas noch nie erlebt habe und diesen Grad an Zartheit bei Männern nicht für möglich gehalten hätte. Das war Kompliment, welches mich darüber hinwegtröstete, daß wir nie miteinander geschlafen haben. Jahre später erfuhr ich zwei Gründe: Angst vor der Nähe, dem Ungewohnten und der Macht und Stärke, die ich hätte. Außerdem wollte sie aus ihrer sozialen Situation als Fleischverkäuferin im Supermarkt heraus, mit mir aber sah sie dabei keine Möglichkeit. Verrückte Welt: Ich — in vermeintlicher Liebe entflammt — versuchte alles zu tun mit einem unerschöpflichen Arsenal an Aufmerksamkeiten, aber da fuhr ein vierzigjähriger Millionär mit offenem Sportcoupé an den Straßenrand, sprach sie an, heiratete sie kurze Zeit später, und ich konnte ihr Konterfei ein Jahr später auf einem Hochglanzmodejournal bewundern. Das waren Chancen, die ich nicht bieten konnte.

Aber ich hatte etwas Entscheidendes erfahren, hatte Mechanismen erkannt. Mit der Bereitschaft, sich Probleme anzuhören, dem anderen Menschen das Gefühl zu vermitteln, verstanden zu werden, und mit Zärtlichkeit hatte ich eine mir fast unheimliche Macht. Da fehlten noch die Sexualität und vielleicht ein paar äußere Veränderungen, denn ich fand mich häßlich oder zumindest nicht besonders attraktiv. Auch das war aus heutiger Sicht eine raffinierte Selbstmanipulation. Hatte ich wieder keinen Erfolg gehabt, sah ich mich im Spiegel an. Fixiert auf ein Teil des Gesichtes, welches meiner Meinung nach mit irgendwelchen Ebenmäßigkeiten der durch die Werbung vermittelten Ideale nicht in Einklang zu bringen war. Bei mir die Nase, bei anderen anderes.

Heute ernte ich Lachsalven und ungläubiges Staunen ob meiner damaligen Unattraktivität und jedesmal wieder die Beteuerungen von Freundinnen, daß die mit einer Stupsnase verzierten männlichen Models kaum nur annähernd soviel Ausdruckskraft hätten wie meine Person — ein später Trost. Ich dagegen probierte alles aus, um die mir eingeredete äußere Unattraktivität zu verändern. Lange Haare, kurze Haare, Bart, kein Bart, leger oder konservativ gekleidet, Urlaub und Sonnenbank oder adeliges Weiß im Winter. Nichts half. Meine Alterskameraden waren in der Bundeswehr, konnten Knobelbecher und Uniform tragen und wochenends zu ihrer Holden fahren, und ich war allein. Vielleicht war ich zu sehr Softie? Wollte ich den Medien glauben, war er gerade »out«. Aber die erworbene Männlichkeit in Form des schlaksigen, in einen beim Trödler erworbenen ledernen Wehrmachtsmantel Gehüllten, und dazu noch Knobelbecher in Elbkahngröße verfing nicht bei der Damenwelt.

T-Shirt, Jeans oder Jogginghose taten es auch. Da all die Verkleidungen vom Möchtegern-Rocker bis zum übriggebliebenen Blumenkind inklusive eines Bodybuilding-Abstechers nicht die gewünschte Wirkung zeigten, mußte ich irgend etwas ausstrahlen, was zumindest nicht anzog. Vielleicht war es die Unsicherheit, die ich zumeist hinter einem »harten Gesicht« oder einer mir unterstellten, aber nie beabsichtigten Arroganz versteckte. Also versuchte ich, sicherer zu werden. Es fehlte ja noch die Sexualität. Fernsehsendungen, Filme, Gespräche, Bücher, Zeitschriften, alles verschlang ich mit der Begierde, mehr über das große Tabu zu erfahren. Mein Wissen wurde immer größer, meine Erfahrung aber stagnierte.

Vor Studienbeginn verbrachte ich ein Jahr in den USA. Geprägt von dem viel freieren, wenn auch oft oberflächlichen Umgang der Menschen untereinander, wollte ich so eine Umwelt auch in Deutschland erreichen. Voller Optimismus »back to the roots«. Während des Rückfluges hatte ich eine interessante Unterhaltung mit einem jungen armenischen Ehepaar — besonders mit ihr — in einem Kauderwelsch aus Englisch und Französisch. Zwischenlandung in Luxemburg, Airport-Hotel: meine Defloration. Sie stand plötzlich im Zimmer und wollte duschen. Liebe? Nein, es ging um Nähe, Sex und Wollust! Danach sah ich sie nie wieder. Zwei Tage habe ich mich nicht gewaschen. Diesen so fremden und doch mit einem Mal so vertrauten Duft, der erinnern, träumen und phantasieren läßt. Intimgeruch.

Das Eis war gebrochen, meine Sicherheit gewachsen — mit neunzehn Jahren. *Ich* hatte Sexualität erlebt, zwar nicht die ganzen Varianten aus den mir bekannten Pornos, Sexratgebern und wissenschaftlichen Büchern, aber doch so intensiv, daß das Erlebte mir nicht mehr aus dem Kopf ging. Welche Gefühle! Und das nur von einem Mal. Was für ein unermeßliches Terrain von möglichen Empfindungen! Ich begann, Frauen so zu sehen, wie emanzipierte Blätter die Männersicht gerne darstellen: Gesicht — Busen — Figur — Hintern und Beine. Ich betrachtete sie zwar nicht ganz so reduziert, aber primär war ich an der möglichen Sexualität interessiert. Ich begann Menschen zu benutzen.

Anfänglich, aus heutiger Sicht betrachtet, war meine Herangehensweise an andere Menschen eher eine Mischung aus dem Bedürfnis nach Aufmerksamkeit, Bestätigung, Neugierde, Macht, Sicherheit, Liebe und dem Ausprobieren, wie weit der andere Mensch in seinem Handeln und Tun so beeinflußt werden kann, wie ich es möchte. Ich nahm die anderen als Versuchsobjekte wahr. Ich sah eine Frau, fand sie aus meiner Sicht schön und begehrenswert und meinte, ich wäre in sie verliebt. In die Augen, den sinnlich geschwungenen Mund, die weiblich-muskulöse Figur, die schmalen Hände. Dabei kannte ich sie noch gar nicht. Hatte ich Chancen? Sah sie auch zu mir herüber? Ist sie etwas für eine Nacht, für länger, wie weit wird sie gehen, ist sie sexuell offen, sieht sie so gut aus, daß ich mich offiziell mit ihr als Freundin in der Öffentlichkeit sehen lassen kann? Fragen über Fragen, die ich im Kopf bildete und von denen mein Gegenüber nichts mitbekam, im Gegenteil. Ich war witzig, offen, gesprächsbereit, pendelte hin und her zwischen dem Zeigen von Schwäche und Stärke und wandte meine erlernte Fähigkeit an, zwischen ernsten Themen und lustigen Betrachtungsweisen zu wechseln. Da ich ja mein bisheriges Leben immer verstehen wollte, hatte ich durch Fragen, aufmerksames Beobachten, Kombinieren und notfalls auch dem Nachlesen in irgendeinem Fachbuch aus fast jedem Gebiet ein wenig Ahnung. Profunde Allgemeinbildung wäre geschmeichelt, aber immerhin hatte ich immer genug Ansatzpunkte. Ob es um die schönen Künste, Literatur, Geschichte oder Antiquitäten ging, ökologisches Bewußtsein oder esoterische Hinwendungen, Politik rechts oder links auslegend, die verschiedenen Berufe von der Zahnarzthelferin bis zur Betriebswirtin, die Wohnungseinrichtungen von IKEA bis zum Italian design, Mode, ferne Länder usw. Die erste Anknüpfung war immer von der Situation abhängig. Ich beobachtete die Frau genau, suchte ihre Stimmung zu erahnen, indem ich mit meinen Augen gleichzeitig ihre Kleidung, Körperhaltung und den Gesichtsausdruck prüfend wahrnahm. Ich prüfte ihre Psyche zunächst durch das, was das Äußere verriet. Und ich beobachtete sezierend genau. Wußte ich doch von mir genau, wie wunderbar ich mich selbst manipulieren konnte. Stellung der Mundwinkel? Ist das Lachen echt, offen und fröhlich oder gespielt? War der Augenausdruck nicht doch leicht arrogant, um die Unsicherheit zu verbergen? Ließen die Fältchen und Falten des Gesichts auf Lachen oder auf Kummer, Gram und Grübeltendenz schließen? Welche Uhr und Kleidung? Eher Großmarktmassenware, die Rückschlüsse auf den sozialen Hintergrund zuließen, oder eine seltene, teure, individuelle oder alte Uhr? Dasselbe machte ich mit dem Schmuck. Legitime Verstärkung der eigenen Person oder Protz, um die Minderwertigkeit zu überdecken? Ganz zu schweigen von dem Kettchen mit dem goldenen Kreuz, was so viel über die Psyche aussagt. Ließen die Hände Weichheit, Härte, Arbeit oder Vernachlässigung erkennen? Wie war die Frau geschminkt? Dezent, um aufzufallen, geschickt, kreativ oder profan? Wie waren ihre

Zähne? Gepflegt, mit Jacketkrone oder vernachlässigt? Und ihre Haut? Rein oder mit zugedeckten Pickeln? Oder gar aufgekratzten? Wie waren die Fingernägel? Sauber und gepflegt oder angekaut und voller »Nietnägel«, diesen Nervositätsresultaten ungelöster Konflikte. Ganz zu schweigen von Tätowierungen. Den kaum wahrnehmbaren drei Punkten an der Hand, dem einen zartblauen am Jochbein, dem ästhetisch vollendeten Resultat von einer Indien- oder Südostasienreise, dem profan zusammengestochenen Herz mit Namen, dem »butterfly« als Zeichen eines lockeren Verhältnisses zwischen Sexualität und Geld oder gar die Narbe der Verätzung und Verbrennung, um Jugendsünden zu verdecken. Unauslöschliche Zeichen von Lebensstationen; Heimerziehung, Knast, östliche Spiritualität oder unterem Sozialprestige. Innerlich lachte ich über die plumpen Annäherungsversuche meiner Geschlechtsgenossen, die prahlend, dümmlich pseudointellektuell, irgendwelche Vorteile von sich oder sexuelle Anzüglichkeiten servierend, auf die Erhörung ihrer Wünsche hofften. Ich beneidete sie auch. Schafften sie es doch meist, irgendein äußerlich »attraktives Huhn« abzuschleppen. Aber sowenig, wie sich eine Unterhaltung mit diesen Herren für mich lohnte, ging es mir mit diesen Damen ebenso. Nur über Klamotten, Urlaub, die »Szene«, ein paar Musikgruppen und Spielfilme zu reden war zu wenig und wirkte auf Dauer einschläfernd.
Offenheit ist eine Zier. Also ging ich auf die Auserkorene und bereits analysierte Frau zu und sagte ihr: »Ich finde dich interessant. Hast du Lust, dich mit mir zu unterhalten?« Einen Korb bekam ich auf diese »Anmache« noch nie. Abhängig von ihrer Reaktion, schöpfte ich aus meinem Repertoire. Auf die Frage, warum ich sie interessant fände, beschrieb ich ihr Anderssein und die von mir wahrgenommene Mischung zwischen Schwächen und Stärken, Sehnsüchten, Freude und Frust. Bei jedem Wort, Satz und längeren Ausführungen beob-

achtete ich ihre Reaktionen, kontrollierte, wie weit ich mit meinen Fragen in ihre Intimsphäre, in das Tabu, vortasten konnte.
Ich fragte nach Freunden, Beziehungen und unerfüllten Sehnsüchten, immer unterbrochen von Anekdoten, eigener Reflexion und Beschreibungen eigener Schwächen und Stärken. Ich wollte vertrauensbildend wirken. Das Defizit an Sinnlichkeit, Zärtlichkeit und positiv erlebter Sexualität gehörte ebenfalls zu eingebrachten Themen: ich versuchte nichts weiter, als ihre Gedanken und Wünsche zu erahnen, zu lesen und statt ihrer auch auszusprechen. Anfänglich konnten wir auch über Berufe, die Gastgeber oder peinliche Anbagger- und Selbstdarstellungsversuche mancher Männer oder das »Zuviel« an Schminke einiger Frauen sprechen. Wir teilten uns gegenseitig Wahrnehmungen mit, sprachen nicht verurteilend, sondern eher belustigt bedauernd über den Variantenreichtum menschlichen Verhaltens, um Anerkennung und Aufmerksamkeit zu erlangen. Es war ein langsames Vortasten zu dem für jeden Menschen interessanten Bereich: Psyche.
Und sie öffneten sich. Zeichnete da doch jemand zarte Bilder der Sehnsucht und des Verstehens an den Horizont, die sie selbst schon längst in den Keller ihrer unerfüllten Wünsche abgestellt hatten, oder von deren Existenz sie noch nicht einmal ahnten, weil sie in ihrem Netz aus Ängsten, Tabus, Erziehung und Glauben viel zu sehr verstrickt waren. Aber ich war noch in der Lernphase, war hin und her gerissen zwischen den mir von der Umwelt suggerierten Liebesmythen und Sexualverhaltensweisen mit Begriffen wie Besitz, Liebe, bis daß der Tod euch scheidet, Eifersucht, drüberrutschen und die »Alte fertigmachen«, angereichert mit den radikalen Veränderungsdogmen von Teilen der Frauenbewegung, die ich ja als teilemanzipierter Mann in meinem Denken und Handeln zumindest berücksichtigen wollte. Verunsicherung stellte sich bei

mir ein. War Rückzug oder Vorsicht in Form von Sensibilität und Geduld angebracht? Was nützt mir der Körper, wenn ich den Geist nicht habe. Also drängte ich die Frau zu nichts, bekundete nur mein Interesse und die Faszination, die sie äußerlich und geistig auf mich ausübte. Den schmachtenden Blick aus den Dackelaugen, drängende Bedürfnisse nach Vereinigung signalisierend, brauchte ich genausowenig wie diese peinlichen Sekunden im Auto oder an der Haustür, in denen man(n) erwartete, von ihr über den Umweg einer Tasse Kaffee doch noch zum Vollzug des Koitus zu gelangen. Nein, zart, vorsichtig und geduldig muß man sein: »Laß sie nur kommen.« Im wahrsten Sinne des Wortes. »Wenn du Lust hast, ruf mich an. Ich habe mich sehr über unser bisheriges Kennenlernen gefreut.« Unverbindliche Verbindlichkeit ist die Maxime, und dann ist es geschafft. Ein schnelles Drehen des Haustürschlüssels im Schloß der Eingangstür, nächtlicher Einlaß in ihre Intimsphäre, Kerzen, Tee, Probleme, Erstaunen über die Situation, ein wie zufälliges, zartes Berühren ihrer Hände. In Wirklichkeit ist jedoch alles raffiniertes Kalkül, über nie erlebte Zärtlichkeit Vertrauen zu gewinnen. Hatte ich doch achtzehn Jahre lang versucht, meinen defizitären Emotionshaushalt durch die Beschäftigung mit mir selbst einigermaßen aufrechtzuerhalten. Kannte ich von meinem Haaransatz bis zu den Füßen nicht die Empfindsamkeit jedes einzelnen Millimeters meiner Haut? Was für ein immenses Gefühl der Stärke, wenn ich Adern und Venen ihres Handrückens langsam mit zwei, drei Fingern oder der Wärme meiner ganzen Hand nachfuhr, die beginnende Feuchtigkeit zwischen den Fingern spürend sie weiter herausforderte, um mich der sensibleren Stelle der Armbeuge oder wie zufällig dem Hals und den Schläfen zu nähern.

Leise Töne anstatt des typischen Abspulprogramms anderer Männer, deren Zärtlichkeiten sich auf den Umweg ihrer Hände

über Busen und Bauch reduzieren, bevor sie es zwischen die Schenkel schieben. Aber war ich deswegen besser, liebevoller und echter? Ich liebte die Frau, die ich streichelte oder küßte, doch gar nicht. Ich war interessiert am Neuen, an dem in der Kindheit vermißten Entdecken des Andersseins, der Haut, der Erregung und der Sexualität. Wenn ich spürte, daß *meine* Handlung, das Einbringen von *mir, meines Ichs* zur Erregung führte, war dies ein unbeschreibliches Gefühl von Stärke, gepaart mit ebensowenig in Worte zu fassenden eigenen Gefühlen der Erregung.
Und ich lernte. Dieses Gebiet der Sexualität und der damit verbundenen Empfindungen war so ganz anders, als es in den Filmen und Büchern dargestellt wurde. Stundenlange Zärtlichkeiten wurden gerne mit aus Erstaunen resultierender Passivität angenommen. Ob sie einen oder hundert Männer vor mir gehabt hatten, dieses langsame Entdecken des Körpers und der Seele kannten sie vorher nicht; das Spiel der Finger, die sich nur mit den Kuppen unter zartem Druck berührten, bis allein diese Berührung und die damit verbundenen Empfindungen sich unauslöschlich in die Hirnwindungen eingegraben hatten, war neu. Ob das Mädchen achtzehn Jahre alt war oder die Frau über vierzig, ich lernte, welche Sehnsucht körperlich und psychisch im anderen Menschen auf Erfüllung wartete — über Jahre und Jahrzehnte. Immer wieder erstaunte mich diese mir damals nicht verständliche Mischung aus der Freude über das Neuentdecken und Erleben, die Faszination über die Andersartigkeit des Menschen und dem wohl durchdachten Kalkül, das Gelernte einzusetzen, um noch näher an die Frau heranzukommen. Neben meiner Arbeit und dem Studium verschlang ich alles, was es an Informationen zur Sexualität gab: Zeitschriften, Fachbücher, Vorträge, ja selbst das, was in den Pornos gesagt und gemacht wurde. Mit meinen knapp zwanzig Jahren erschien mir vieles suspekt, für mich persönlich nicht

nachvollziehbar. Ich verstand vieles nicht und lehnte es erst einmal ab, wurde aber durch jedes Bild und jede in Heften oder Büchern beschriebene Szene eines Geschlechtsverkehrs auf das höchste erregt. Da ich erfahren hatte, wie die Frau sich durch Zärtlichkeiten zu öffnen beginnt, erweiterte ich den Bereich der Zärtlichkeit auch auf den Genitalbereich. Jeden Millimeter erkundete ich mit dieser Mischung von Neugierde, Angst und Unsicherheit, Erwartung, Zuneigung der Frau gegenüber und der fälligen Erhöhung meines Selbstwertgefühls, daß ich es schaffte, diesem Wesen schöne Empfindungen und Erregung zu vermitteln. So wie ich meinen eigenen Körper in all seinen Reaktionen in den nie endenwollenden Stunden der Einsamkeit Millimeter für Millimeter — mit dem schwächeren Reiz vor dem stärkeren — erforschte und erregte, machte ich das gleiche mit dem Körper vor mir. Dabei achtete ich immer darauf, ob durch Mimik, eine Körperbewegung, ein Laut oder leises Stöhnen Zustimmung, Angst vor dem Neuen oder Begehren nach mehr signalisiert wurde — aufmerksam sensibel, aber gleichzeitig kontrolliert. Aus der erotischen Literatur und den Pornos kannte ich die Macht des Cunnilingus, diesem riesigen Repertoire, mit Zunge und Lippen von der zartesten Berührung bis zum Saugen, Beißen und Hineingraben in die »intimste Stelle« die Frau in einem ständigen Rausch der Empfindungen und Erwartungen zu halten, bis sie in der Wollust und Ekstase nicht nur zu der Erfüllung von allem — also auch meinen Sehnsüchten und Phantasien — bereit, sondern gierig darauf war.

Teilte ich doch mit allen Männern, Freunden, Arbeits- und Studienkollegen nicht nur den Wunsch nach einer innigen Umarmung oder dem Geschlechtsverkehr in Missionarsstellung, sondern nach dem Wesen, welches aus Begierde willig zur Verfügung steht und den »pulsierenden Schwanz bläst und verschlingt«. Die sich entblätternde Grazie und die Hure im

Bett schwebte mir vor. Ich lebte mit dieser sehnsuchtsvollen Traumvorstellung von wechselseitiger Aktivität und Passivität, war aber noch weit davon entfernt.
Ich machte Fehler, und für viele Eindrücke und Wahrnehmungen brauchte ich Zeit, sie zu verstehen. Da war eine intelligente, aufgeweckte und attraktive Studienkollegin, die die Spaziergänge am Nachmittag am Strand oder in der Innenstadt genauso wie die Gespräche am Abend genoß und auch durch ihren Augenausdruck und eine zarte Geste signalisierte, daß sie mehr Nähe wolle. Unsere Küsse waren wie eine in Zeitlupe aufgenommene Bewegung, die sich im Umeinanderschlängeln der Zungen fortsetzte. Ihre Erregung spürend, tastete ich mich über Areale an den Schläfen und am Hals, über die Hände und den Armbeugen in der Geschwindigkeit, die dem Herunterbrennen der Kerzen glich, zu ihrem Busen und den Brustknospen vor. Ich spürte Wärme, Weichheit, Feuchtigkeit und die Faszination sich verändernder Brustwarzen und wußte aus meiner eigenen Erfahrung heraus, wie schön es sich anfühlt. Doch die immer wieder verschränkten Arme, ein gepreßt giggelndes Lachen mit dem Ausspruch »Es kitzelt so« und eine Unterbrechung des »Liebesspiels« verwunderten mich. Das gleiche passierte bei einer Annäherung an Schamlippen und Klitoris. Ich brauchte lange, um zu begreifen, daß es nichts weiter war als Angst vor den neuen — eigentlich wunderbaren — Empfindungen. Gepaart mit Scheu, den Mund, der gerade noch küßte und geküßt wurde, in den Teil hinabzulassen, der ihr selbst nicht ganz geheuer war. Ich lernte immer wieder Mädchen und Frauen kennen, die gepflegt waren und sehr viel Wert auf ihr Äußeres legten, aber die notwendige Hygiene an Klitoris, Vorhaut und Scheideneingang und nicht zuletzt den langen Haaren, in denen sich der Geruch hielt, aus Angst und Unwissenheit vermissen ließen. Aber warum sollte es mir in ›meiner Lernzeit‹ anders ergehen

als so vielen Frauen mit ihren unsensiblen, faulen und unhygienischen Männern?
Ich lernte zu überzeugen; zunächst aus ganz egoistischen Gründen: wollte ich doch dieses Phantasiegebilde aus hemmungslosem Sex in die Wirklichkeit umsetzen und jeden »Störfaktor« beseitigen. Ich lernte Sexualität. Freunde und Kollegen machten es sich einfach: Sie ließen das Licht aus, reduzierten die Zärtlichkeit auf das für die Stimmung erforderlich Nötigste, zwei, drei Küsse, fuhren relativ zielsicher mit den Fingern zwischen die Beine, um den Penis dann für ein paar Minuten in der Scheide bis zum Erguß hin und her zu schieben. Das spielte sich höchstens einmal die Woche ab. Sie waren alle fest befreundet, hatten sogenannte Liebesbeziehungen, die sich schon dadurch ad absurdum führten, daß sich die Partner gegenseitig dominierten und daß selbst in der intimen Öffentlichkeit des Freundesbereiches das Anzeigen oder die Durchführung von Zärtlichkeiten durch Blicke, Worte oder Taten ein Tabu bedeutete. So hatten sie sich ihre Sehnsüchte im Kopf einfach wegmanipuliert, gaben »Zufriedenheit« vor, deren Gegenteil sie hinter Anzüglichkeiten, Witzen, Heimlichkeiten, Interesse allem Sexuellen gegenüber, Alkoholmißbrauch und aufgesetzter Freundlichkeit verbargen.
Als einigermaßen zivilisierter und intelligenter Mensch wollte ich kein lustloses Herumstochern erleben, sondern Sexual*kultur*. Ich hinterfragte für mich jede Reaktion des Körpers, den Kitzel, die Erregung, die Verweigerung, das schamhafte Ausziehen, das Verbergen des Busens, die x-Stellung der Beine, die langen Schamhaare bis hin zur Scheu, sich mit meinem Körper inklusive der Geschlechtsregion gar nicht oder nur zaghaft zu beschäftigen. Ich sprach meine Wahrnehmungen aus — fragend, auf der Suche nach dem Verständnis, ohne Druck, sondern einfach aus dem Bemühen heraus, Argumente und Begründungen für Handlungen zu finden, die sinnvoll und lo-

gisch erschienen. Bei jedem Rückzieher seitens der Frau hinterfragte ich zuerst, was ich vielleicht falsch gemacht hatte. War ich zu unsensibel, zu dominierend, vermittelte ich vielleicht den Anschein von Arroganz, oder war ich zu schnell, zu zielgerichtet. Diese Möglichkeiten und die ganze weitere Palette an möglichem Fehlverhalten ging ich durch und lernte, meine Aktionen und Reaktionen aus Unsicherheit in ein Handeln umzusetzen, das mein Gegenüber auch mit *meinen* Ängsten und Schwächen konfrontierte.

Ich mochte den Menschen, aber ich liebte ihn nicht. Doch ich hatte durch die Ideale der Spielfilme, Märchen, Biographien, der Werbung, aber auch dadurch, wie ich mich selbst sah und veränderte, einen Anspruch an das Äußere und Innere der Partnerin an meiner Seite, der kaum in der Wirklichkeit erfüllt werden konnte. Aber eine Freundin zu haben war schön: Sicherheit, Unterhaltung, Sport, Weggehen, Kuscheln, Intellektualisieren, Fernsehen, Wegfahren und Sexualität. Und doch wurde von all den Sehnsüchten und Wunschvorstellungen immer nur ein Teil — ein geringer — erfüllt. Sollte ich mein Leben selbstmanipulierend emotional damit verbringen, in anderen Menschen eine ›Teilbefriedigung‹ zu suchen, zu partialisieren? Immerhin war ich ja noch so angstvoll und neurotisch, daß ich meinte, die Eroberung einer Frau, das sexuell-emotionale Interesse an mir, sei eine Bestätigung für mein »schwaches Selbstwertgefühl«. Ich wollte Macht und Stärke, um sicherer und unangreifbarer zu sein und eben nicht die üblichen Symbole des Sozialstatus und materieller Macht mit den ganzen Accessoires von Auto, Kleidung, Wohnung, Gold, Brillanten, Uhr und der Möglichkeit, in manchen Szenelokalen den großen Max markieren zu können. Hatte ich nicht über achtzehn Jahre meines bisherigen Lebens meine Wahrnehmungen geschärft? Verbarg sich hinter dem Riesenmarkt der Eitelkeiten nicht ein unübersehbares Meer von verletzten, sehnsuchtsvollen Seelen? Was für ein Trick! Erfülle ein paar dieser in die hinterste Ecke der Gehirnwindungen verbannten echten Sehnsüchte oder deute die Möglichkeit nur an, und die Macht der Accessoires verliert sich.

Ich begann mehrere Beziehungen gleichzeitig — keine One-night-Stands, sondern vorsichtiges Herantasten an die Individualität des anderen. Ich wollte durch Gespräche Nähe aufbauen, sie durch Zärtlichkeiten intensivieren, um dann durch meine sensible Aktivität durch Hände, Lippen und Zunge eine bisher nie empfundene Erregung mit Höhepunktswellen zu erleben. Die Frauen »lernten« Erleben, Lust, Ekstase und den spielerischen Umgang mit Sexualität: nicht im üblichen Minuten-Akt, sondern im stundenlangen, zeitlosen Entdecken, nicht durch Forderung und Erwartung meinerseits, sondern durch die Verblüffung über ihre eigene Empfindungsfähigkeit sowohl an den berühmten erogenen Zonen als auch gerade an den Tabubereichen, wo ein lustvolles zeitlupenartiges Eindringen von Zunge, Finger und Penis bisher utopisch oder zumindest nicht erregend erschienen war. Das sanfte Saugen an Fingern und Zehen, das Wechselspiel zwischen schwächerem und stärkerem Reiz, kein Umdrehen oder Stoppen nach einem erfolgten Orgasmus durch einen zarten Zungenschlag oder ein hineinvergrabendes Saugen, sondern erneutes Erregen durch minimale Reize, das war für die meisten neu. Ein unaufhörliches Liebesspiel. Selbst erregt durch die Macht und Stärke, den anderen Menschen erregen zu können. Ihr Vertrauen, sich nicht nur hinzugeben, sondern auch sensitives Neuland zu betreten. Reduzierte Ängste, nicht zuletzt auch durch fehlendes Drängen nach Penetration, sich doch mit mir und meinem Geschlecht zu beschäftigen. Die »geile Hure« entwickelte sich — unterstützt von häufigen Thematisierungen und Gesprächen über Sexualität, Phantasien und Ängsten — von selbst aus dem Begehren heraus, die Macht und Stärke

zu haben, mich (noch mehr) zu erregen, wobei klar war, daß wir beide die Macht hatten, uns gegenseitig zu immer mehr Ekstase zu erregen.
Ich wurde geliebt, abgöttisch geliebt. War doch mit diesem Menschen — mit mir — ein Erleben gekoppelt, das an Intensität nichts Vergleichbares aufwies: Zuwendung, Aufmerksamkeit, entdeckte Zärtlichkeit, Vermittlung von Verstehen, das Öffnen neuer Felder des Erlebens und Vertrauens. Ich konnte mich den Gesprächen, dem Ausgehen und anderen emotionalen oder mitmenschlichen Zuwendungen entziehen, weil das Erleben dieser Sexualität, die Annahme und Interesse bedeutete oder vorgaukelte, abhängig machte. Ich war von dieser Abhängigkeit ausgeschlossen, da ich ja mit jeder neuen Beziehungsanknüpfung wußte, was ich tun mußte und konnte, um mindestens wieder den Stand der vorherigen Beziehung zu erreichen. Böse ausgedrückt, war ich mir der Möglichkeit der Investition bewußt, meiner Macht, durch »Zuneigung«, »Liebe« und Sexualität einen anderen Menschen von mir abhängig zu machen. Ich erinnere mich an Situationen des Kennenlernens, in denen ich genau analysierte, ob die entsprechende Frau mich psychisch, körperlich, sexuell, erotisch, intellektuell oder für ein anderes Bedürfnis interessierte. Und ich versuchte, mich in allen Eigenschaften, die mich attraktiver, liebenswerter oder interessanter machten, weiterzuentwickeln. Ob Bodybuildingzentrum, Gesprächsformen, Inhalte — ich lernte mit jedem Tag dazu und veränderte mich immer mehr.
Und ich tauchte in das unübersehbare Meer von verletzten, sehnsuchtsvollen Seelen. Über die körperlichen und psychischen Empfindungen bei Zärtlichkeiten, Erregung und Orgasmen wußte ich Bescheid, aber ich wollte mehr. Sehnsuchtsvolle Seelen haben Phantasien. Wußte ich doch selbst von mir, was ich mir in den einsamen Stunden in der Liebe mit mir selbst — häufig in wacher Erinnerung an ein kurz zurücklie-

gendes Erlebnis zu zweit — erträumte: Nicht nur das normale Wechselspiel unterschiedlicher Stellungen, die von Zärtlichkeiten unterbrochen wurden, sondern das Macht- und Ohnmachtspiel mit den auch hier wechselnden Rollen von Herr und Sklavin und Herrin und Sklave mit Reizwäsche und Verkleidungen, und insbesondere unter Beteiligung der ganzen Psyche. Denn ohne sie war das Ganze nur ein Abklatsch, etwas, das man auf jeder Sado-Maso-Party erleben oder in schlechter Pornographie sehen konnte.

Und wieder half der gleiche Trick: Erfülle ein paar dieser in die hinterste Ecke der Gehirnwindungen verbannten Sehnsüchte oder deute die Möglichkeit nur an, sie mir dir erleben zu können, und der Mensch ist bereit, sich auf dich einzulassen. Es begannen Beziehungen mit Menschen, die sich nur sehr schwer auf einen Mann mit den mittlerweile hohen Ansprüchen an Sexualität einließen, mit Frauen, die auf das Brutalste vergewaltigt worden waren, so schlimm, daß auch nur die Nähe eines erigierenden Penis in der Nähe der Scheide oder ihres Mundes zu Weinkrämpfen führte. Die perfekte Jacketkrone, zur Schönheit des sensibel-verletzten Gesichtes passend, bekam so ihre Erklärung. Frauen, die hauptberuflich der Prostitution nachgingen, verliebten sich, liebten und öffneten sich allen Feldern der Sexualität, obwohl sie es durch den Mißbrauch von Tausenden von Männern schwer hatten, überhaupt Vertrauen, emotionale und sexuelle Gefühle zu entwickeln. Es war ein Rausch der Sinnlichkeit und der vorher nie erlebten sinnlichen Gefühle und in die Realität umgesetzten Phantasien. Ich mochte jeden Menschen, mit dem ich mich einließ, ich liebte ihn vielleicht sogar ein bißchen für die phantastische Entwicklung, das Vertrauen in sich selbst und in mich. Verbrachten wir doch viel Zeit, manchmal vierundzwanzig Stunden und länger hintereinander in einem unaufhörlichen Wechselspiel von Gesprächen, Sex, Erotik, Nähe, Essen, Fernsehen und liebevoller Auseinandersetzung. Aber die Bestätigung des »Erfolges« und die für mich mehr oder minder lustvoll erlebte Sexualität waren doch das Entscheidende. Blieb diese Entwicklung stehen, reduzierte ich meine Aufmerksamkeit, versuchte aufzuzeigen, daß die persönliche Weiterentwicklung und das sexuell-emotionale Erleben auch dann mit einem anderen Mann erlebbar ist, wenn die erlernte eigene Stärke weitergegeben wird, und ich reduzierte meine Anwesenheit noch mehr. War das Manipulation bis zur Trennung oder ehrliche Zuneigung?

Es ist noch nicht lange her, daß ich begriffen habe, was es bedeutet, so auf Menschen zuzugehen, wie ich es heute tue. Früher habe ich meine Stärken — eine Frau oder einen Mann zu öffnen, Vertrauen durch Interesse und ernsthafte Auseinandersetzung zu bilden und sie durch die Andeutung, mit mir könnten sie einen Teil der Sehnsüchte erfüllen — zusammen mit meinem Wissen über Sexualität zumindest zum Teil miß- oder zumindest gebraucht. Ich habe Abhängigkeiten erzeugt, weil ich Bedürfnisse befriedigen wollte und gleichzeitig Verantwortlichkeit vermissen ließ. Vielleicht aber ist der Weg eines Lernens über andere Menschen wichtig, um sich selbst besser zu erkennen.

Heute liebe ich — nicht um Bedürfnisse zu befriedigen, sondern um mich über die Einzigartigkeit und Individualität von Menschen zu freuen. Es gibt Frauen und Männer, denen ich nahe sein möchte, ohne Sexualität auch nur in Betracht zu ziehen. Bei anderen bemerke ich eine erotische Affinität, gehe offen auf sie zu und teile ihnen alle meine Wahrnehmungen mit: liebevoll, sezierend, fragend, verstehend und vorsichtig, aber direkt annähernd. Ich mache keine Umwege über Schlängeleien in irgendeiner Rolle, Maske oder einer anderen marionettenhaften Verkleidung. Ich teile von der ersten Minute der Begegnung aber auch meine Gedanken und Wünsche mit, meine

Fähigkeit zu lieben und meine Fähigkeit, auf subtilste Weise in Richtung Liebe und Sexualität manipulieren zu können. Ich spreche die Verantwortlichkeit und die Konflikte, die sich aus der Nähe ergeben können, genauso an wie das, was ich mir im positiven Sinn vorstellen kann. Ich versuche, angstfrei und gleichzeitig verantwortungsvoll in bezug auf den emotionalen Bereich zu sein. Ich bin der Meinung, daß es zu echter Liebe gehört, nicht nur die Masken der Verstellung und Dominierung fallen zu lassen, sondern auch die Fähigkeiten zur fein-subtilen Manipulation des angeblich geliebten Menschen offenzulegen.

## *7. Die Lösung vom Marionettendasein: die Entzauberung der Liebe und das Prinzip »Persönlichkeit«*

Geburt, Kindsein, Erwachsenwerden, unsere Arbeit, Nahrung, Freundschaften, Beziehungen, Freizeit-, Liebes- und Sexualverhalten, Schilderungen des Funktionierens, nicht aber des persönlichen Glücks, sondern nur Beschreibungen der vermeintlichen Zufriedenheit. Ob es der stellvertretend für alle Kind-Eltern-Konflikte geschriebene Brief an Alexandra ist, der skizzierte Machtmißbrauch in den Medien, im Sport und in der Politik, der alltägliche sexuelle und emotionale Mißbrauch von Kindern und Frauen durch unzulässige Eingriffe in die persönliche Integrität und durch permanente Dominierung oder die Suche nach Glück durch die Zuwendung einer Prostituierten oder die vielen Accessoires, die wir uns zur Verstärkung unseres schwachen Selbstbewußtseins zulegen: Der Prozeß, der psychische Mechanismus, der hinter dieser Hinwendung zum Marionettenverhalten steht, ist immer derselbe.

Das Selbstbewußtsein, die »Ich-Stärke«, oder welchen psychologischen Ausdruck wir auch für dieses innere Gefühl der Stärke und unserer Motivation nehmen wollen, ist eben nicht das Bewußtsein von uns selbst und davon, wie wir sein wollen und könnten, sondern das Wissen, wie angstbesetzt, neurotisch und defizitär wir sind und welche Rolle wir uns zugelegt haben, um unsere Schwäche durch eine vermeintliche Stärke zu verdecken. In unserer konsum-orientierten Gesellschaft zählt das Neue, Schnellere, Quantitative, Größere, das Denken in

Ja-Nein-Kategorien, der Erfolg oder Mißerfolg. Begriffe wie Näherung, Verstehen und Differenzierung überlassen wir den Philosophen und den Therapeuten.
Wir alle verbrauchen einen Großteil unserer Energie dafür, Barrieren und Mauern gegen vermeintliche Gegner und Feinde aufzubauen, anstatt in jedem Menschen ein Individuum zu sehen, das genauso verletzt ist wie wir selbst. Anders ausgedrückt: Das Prinzip der Angriffs- und Verteidigungswaffen der Mächtigen, die damit ihre Stärke mißbrauchen, um die eigene Schwäche zu verdecken, bauen wir in unserem eigenen zwischenmenschlichen Umgang bis zur Perfektion aus. Zwar wissen wir, daß nur wir selbst der Architekt unserer eigenen Wunschwelt und Wirklichkeit sind, haben aber nicht den Mut, unseren Wahrnehmungen zu folgen. Die Masken unserer gesamten Umwelt ergeben für uns die Pseudolegitimation, auch unsere Sehnsüchte hinter Rollen zu verstecken. Nicht einmal das eigene Unglück teilen wir mit anderen Menschen, denn dazu müßten wir ja eine Nähe des Gesprächsinhaltes erzeugen, vor der uns die Angst schützt. Da werden zwar Probleme angesprochen, unsere Wahrnehmung aber, wie weit der andere Mensch dominiert, Rollen spielt, sich in den Mittelpunkt stellt, Vorurteile vertritt, unsicher ist und sich selbst nicht real sieht, teilen wir nicht mit. Wie denn auch? Wäre doch die Grundvoraussetzung hierfür der Respekt, die Achtung und die Liebe zu uns selbst — nicht zu der Rolle, sondern zu den Eigenschaften, die wir seit Kindesbeinen systematisch versteckt haben.
Kehren wir ein letztes Mal zu dem kleinen Erdenbürger, stellvertretend für jeden von uns, zurück. Trotz aller Dominierungen und der unter dem Deckmäntelchen der Liebe gezeigten Unterdrückung menschlicher Individualität haben wir schon in frühester Kindheit begonnen, uns — angeregt durch Vergleiche — nach anderen Formen des Umgangs zu sehnen. Es mag

das zufällige Bild einer Szene sein, in der ein Erwachsener sich zweckfrei über die Existenz dieses kleines neuen Erdenbürgers freut und nicht auf das Kind zugeht, weil er selbst etwas will, sondern weil er fasziniert ist von diesem unverbrauchten Wesen, welches noch relativ angstfrei und offen die Verständigung mit den Augen, durch Berührungen und im spielerischen Umgang sucht. Später kann es die liebevolle Schilderung in einem Märchenbuch oder in einem Film sein, der einen anderen, eben humanen Umgang aufzeigt.

Als Erwachsene fühlen wir uns von ehrlicher menschlicher Anteilnahme, Höflichkeit, Freundlichkeit und Interesse an unserer eigenen Person angezogen, vom freundlichen Gesichtsausdruck genauso wie von einer sprachlichen Kommunikation, die wirklich bedeutet, was das Wort ausdrückt: *communicare*, sich miteinander verständigen — ohne Waffen, Mauern, Barrieren, Dominanzen und dieses subtile Ziehen an den Marionettenfäden. Würde dem kleinen Erdenbürger ein humaner Umgang angeboten, welch ein faszinierendes Wesen wäre er als Erwachsener.

Von Beginn des Lebens an müßte eine Entwicklung all der Fähigkeiten, die uns liebenswert machen, angeboten werden. Nicht der Kampf um »mein und dein« im Sandkasten, fein eingefädelt durch die Eltern, indem sie das neueste und noch teurere Modell des Spielzeugautos oder der Puppe zur künstlichen Erhöhung ihres Kindes (und damit von sich selbst ...) angeschafft haben, sondern ein gemeinschaftliches miteinander Spielen, um sich, andere und die Umwelt zu entdecken, könnte zum wichtigsten erzieherischen Mechanismus werden. Kinder versuchen zu verstehen und haben keine Scheu, die Stärke, das Wissen oder das bessere Handeln eines anderen Menschen vorurteilsfrei anzuerkennen. Die aus der Neugierde resultierenden Fragen eröffnen für sie die Welt. Uns bleibt hingegen zumindest die Innenwelt der uns umgebenden Menschen rätselhaft und unverständlich, weil wir nicht mehr den Mut haben zu fragen. Wir urteilen, verurteilen, vorverurteilen. Für Kinder ist das Interesse an anderen Menschen dermaßen bedeutend, daß sie primär auf den Menschen achten und nicht auf die Attribute, mit denen er andere aus- und eingrenzt. Der Augenkontakt, der zärtliche Umgang und die Bereitschaft, selbst auf die unmöglichsten Fragen einzugehen, schafft Nähe und Vertrauen, selbst wenn dieser Mensch ein nicht mehr »vollwertiges Mitglied« unserer Gesellschaft ist. Die Zuwendung des Einsamen, des Ausländers, des Penners und des individuell »Ver-rückten«, der sich nach vielen vergeblichen Versuchen, Nähe und Verstehen mit Erwachsenen herzustellen, von dieser Welt abgrenzt, wird von Kindern so lange gesucht und genossen, bis das Kontaktverbot oder das Vorurteil ausgesprochen wird. Da wir als Kind Hilfsbereitschaft und Aufmerksamkeit uns gegenüber kennen, reagieren wir auf den kleinsten Hilferuf, auf Weinen, einen Rückzug oder Dinge, die uns unverständlich erscheinen. Wir gehen auf das andere Kind zu, und voller Betroffenheit und Hilfsbereitschaft wollen wir trösten, weil wir wissen, wie einsam wir selbst in einer vergleichbaren Situation sind. Wir denken und fühlen mit. Doch spätestens im Kindergarten verlieren wir durch die Konfrontation mit Aggression und anderem eingeübtem negativen Verhalten einen Großteil der aufgebauten Sensibilität und Offenheit: Wird uns doch zu selten und diskontinuierlich beigebracht, was Lieben bedeutet. Im Erwachsenenalter sind von uns zwar noch viele fähig, auf einen Hilfeschrei bei einer Vergewaltigung oder einer anderen sichtbaren Gewalttat zu reagieren, doch unsere aus Sensibilität resultierende Betroffenheit und Hilfsbereitschaft ist nur noch als Rudiment vorhanden. Alltägliches Dominieren und viele Facetten der bisher in diesem Buch geschilderten Manipulationsformen und Rollen, die wir wahrnehmen (könnten), interessieren uns nicht mehr. Abgestumpft und selbst ein Teil dieses Ganzen, haben wir Angst, unsere Wahrnehmung mitzuteilen und zu hinterfragen. Lieber laufen wir mit und geben nach außen kund, wie gut es uns doch eigentlich geht. Liebe und Sexualität werden nach außen hin idealisiert, um die Fassade ja nicht bröckeln zu lassen. Wenn die Gesichtszüge auf den ersten Blick Verunsicherung oder das Schauspiel nicht erkennen lassen, bleibt immer noch die Sprache. Dieses genaue Instrument, welches nicht nur bei meinem Gegenüber alles verändern und manipulieren kann, sondern auch bei mir genauer Ausdruck meines Denkens und Fühlens ist. Die Imperative: »Du sollst, Du mußt, Du hast gefälligst, Ich sage, wo es langgeht, Keine Widerrede, Keine Diskussion, Tu, was man dir sagt, Sei still, Laß mich in Ruhe!« und Formulierungen wie »Hast du etwa immer noch nicht...«, »Falsch!«, »Das ist so«, »Das kapierst du so oder so nicht«, »Bist wieder mal zu allem zu blöd«, »So, wie ich es sage, wird's jetzt gemacht«, »Du sollst nicht denken, sondern machen, was man dir sagt«, »Du hast sowieso keine Ahnung«, »Deine Meinung interessiert mich nicht«, »Ich habe hier das Sagen«, »Das machst du jetzt auf der Stelle«, »Aber ein bißchen plötzlich«, »Wird's jetzt bald« zeigen genauso wie die sogenannten apodiktischen Aussagen mit den Worten »nie« und »immer« die Unfähigkeit und Angst vor eigener Veränderung und das künstliche Erhöhen über andere Menschen, die doch nur — genauso wie wir selbst — verletzte Seelen sind, mit dem Recht auf Stärke und Schwäche, Fehler und Irrtümer. Andere nicht ausreden zu lassen, sich in den Mittelpunkt zu stellen, bestimmen anstatt zu fragen und mittels Erhöhung oder Vertiefung der Stimme bei der Aussprache eines Wortes Aggression, Frust, Ignoranz, Selbstmitleid, Zynismus und anderes menschliches Fehlverhalten auszudrücken, all das signalisiert direkt die eigene Schwäche in Form eines Hilferufs, der zumeist ungehört verhallt. Das Gegenüber produziert dann selbst wieder diese

untauglichen Waffen, möglichst in einer noch höheren Quantität und »besseren« Qualität. Jeder von uns hat so lange teil an dieser Sprach*un*fähigkeit, wie er selbst meint, sich aufgrund von Angst über andere Menschen stellen zu können oder zu müssen. Wie immer wird die Basis durch Sätze und Denkformen der Eltern früh geschaffen: »Solange du die Füße unter meinen Tisch steckst, tust du, was ich dir sage ...« Später übernimmt der Beziehungspartner die Rolle: »Solange du ... mit mir verheiratet bist; ... hier nicht die Kohle verdienst; ... was von mir willst, tust du, was ich dir sage!«
Die Kommunikationsfähigkeit bleibt zusammen mit der Menschlichkeit auf der Strecke. Wer für sich in Anspruch nimmt, von all diesen sprachlichen Dominierungen frei zu sein, hinterfrage sich, ob nicht die gleichen Manipulationen durch Augen- und Körpersprache perfektioniert worden sind. Können Desinteresse, Gefühlskälte, Ablehnung, Mißachtung, Unhöflichkeit, Ignoranz und Arroganz oder auch nur der Hauch einer Drohung von »Liebesentzug« und andere Formen eigener Schwäche nicht in phantastischer Weise durch einen bestimmten Augenausdruck oder eine Körperhaltung vermittelt werden? Man rufe sich eine Situation ins Gedächtnis, in der diese unheimliche Allianz zwischen der »richtigen« Wahl der verletzenden Worte, eine zynische Betonung, die sich bis zum Schreien steigert und gleichzeitig die eben noch lieben Augen sich zusammen mit dem Mund zu einer Fratze der Aggression und Hilflosigkeit steigern, die das genaue Gegenteil dessen zeigt, was an diesem Menschen alles liebenswert ist. Je besser ein Mensch diese Verhaltensformen zur vermeintlichen Konfliktlösung erlernt hat und je häufiger er sie anwendet, desto unattraktiver wird er. Die Lippen werden schmal, die Mundwinkel ziehen sich nach unten, Aggressions- und Sorgenfalten zerfurchen das Gesicht, anstatt es von Lachfalten verschönern zu lassen, und die Augen drücken nicht die Wärme des Verstehens

aus, sondern die Kälte der Angst, Unzufriedenheit und des Schmerzes, nicht so geliebt zu werden, wie es möglich wäre.
Wir haben uns zu einer Persönlichkeit herausgebildet und heranbilden lassen, die funktioniert, defizitär ist und jeden anderen Menschen als potentiellen Gegner — als Angreifer der eigenen Schwächen — ansieht. Solange sich der menschliche Kontakt auf der Oberfläche des Small talks, des gut nachbarschaftlichen Kontaktes und der »Freundschaft« bewegt, droht keine Gefahr. Wehe aber, wenn das Interesse nicht den Hüllen gilt, sondern dem Kern. Die Folge sind Verteidigung und Angriff bis zum Exzeß, um ja nicht das vermeintlich sichere Fundament der Architektur der eigenen Wunschwelt und Wirklichkeit als das zu erkennen, was es wirklich ist: eine auf Treibsand errichtete Architektur.
Wir tragen alle in uns die Sehnsüchte nach Anerkennung, Zuwendung, Offenheit, Interesse, sinnlicher Erfahrung, Lachen, Neugierde, Entdeckung, Zärtlichkeit und spielerischem, furchtlosem Umgang mit Sexualität, die sich bis zur Ekstase — diesem völlig angstfreien Zustand — erweitern kann. In unseren Sehnsüchten wollen wir echt, liebenswert und mit all den positiven menschlichen Eigenschaften uns und unsere Umwelt erkunden, wollen lernen, entdecken, leben, uns freuen. Und in der Realität leben wir zumeist eine defizitäre Beziehung. »Eigentlich bin ich in meiner Beziehung glücklich«, »Eigentlich liebe ich meinen Mann«, »Eigentlich habe ich schon eine ziemlich gute Sexualität«, »Man hat sich nach all den Erfahrungen halt arrangiert ...« Eigentlich, schon, ziemlich, man — alles Hilfsworte der Selbstmanipulation, um sich nicht einzugestehen, daß aus Angst vor Veränderung systematisch und kontinuierlich Teil für Teil der Sehnsüchte reduziert und aufgegeben wird. Eine immer größere Kluft zwischen den Sehnsüchten und der Realität tut sich auf. Dazu kommt die Angst, die verletzte Seele mit den eigenen Schwächen und Stär-

ken zu zeigen, um sich durch die Auseinandersetzung mit den Schwächen und Stärken anderer Menschen positiv weiterzuentwickeln. Wie wichtig wäre es, sich und den eigenen Kern zu zeigen, um die Sehnsüchte doch noch zu erleben. Statt dessen lerne ich als eigenständig funktionierende Marionette mit allen Defiziten lieber einen anderen Menschen mit dem gleichen Muster kennen. Da wir beide gelernt haben, zu funktionieren und uns selbst auch zu manipulieren, decken wir an uns oder am anderen die Masken der Verstellung höchstens dann auf, wenn wir streiten und dominieren wollen. Und dann geschieht dies auch nur, um zu verletzen und nicht um liebevoll konstruktive Hilfe anzubieten. Aus unserer Einsamkeit und dem Wissen um unsere wenigen liebenswerten Eigenschaften heraus, aber im Bewußtsein unserer Attribute der vermeintlichen Stärke (materiell, intellektuell, körperliche Vorzüge, Sozialstatus, Rhetorik) beginnen wir, uns und den anderen Menschen in Attributen zu sehen. Nicht mehr die Gesamtheit seiner menschlich positiven Eigenschaften und seine *Humanität* sind von Interesse, sondern die Hüllen, die Falschheit und das Minimum an sexueller und emotionaler Zuwendung, zu dem wir noch aufzunehmen bereit sind. Bekommen wir ein bißchen Aufmerksamkeit und Zuwendung im sexuell-emotionalen Bereich, wollen wir sie auf jeden Fall »behalten«, besitzen. Haben wir doch als Kind schon gelernt, daß nicht teilen, sondern »mein und dein« das Prinzip der Realität ist. Und wir wollen behalten und besitzen, uns dieser Zuwendung im Bereich Liebe und Sexualität sicher sein, weil wir für Sekunden die Realität unseres Lebens real und schmerzhaft, zu schmerzhaft wahrgenommen haben. Sind wir doch genauso wie unsere Umwelt nicht die faszinierenden Wesen, die sich in jedem Bereich, besonders aber in der Humanität, weiterentwickeln, Wesen, die wegen ihre Art, Ausstrahlung, der angstfreien und offenen Verständigung mit den Augen, durch Berührungen und den liebevoll spielerischen Umgang miteinander einfach geliebt werden »müssen«.

Wer liebt, lügt nicht. Uns aber fehlt es schon an Selbstliebe, diesem lebenslangen Versuch, zwischen Körper und Geist eine Einheit zwischen Attraktivität und all den Fähigkeiten, die uns liebenswert machen, zu schaffen, zu erhalten und weiterzuentwickeln. Die Palette der Eigenschaften ist beliebig erweiterbar: Offenheit, Neugierde, Sensibilität, Kritikfähigkeit, Toleranz, Wahrnehmung, Nachdenken, Selbsterkenntnis, Mitteilungsfreudigkeit, Begeisterungsfähigkeit, Spontaneität, Verantwortung, Hilfsbereitschaft bis hin zur (Lebens-)Weisheit, die aus der ständigen Auseinandersetzung mit dem eigenen Leben der Klempner genauso wie der Professor, die Verkäuferin und die Redakteurin aufweisen könnte.

Wenn wir die Angst vor der Selbstliebe und der damit verbundenen Weiterentwicklung schon in uns haben, wird verständlich, daß unsere »Liebe« zum Partner nichts weiter ist als ein Handeln und Fühlen aus Angst heraus — angereichert mit dem Rest der uns selbst noch nicht wegmanipulierten Sehnsüchte.

»Liebe« wird zum neurotischen Beziehungsmuster: Ich brauche dich und du brauchst mich. Eine angstvoll eingeschränkte Persönlichkeit sucht ihr Pendant. Härter formuliert: eine Kosten-Nutzen-Beziehung entsprechend unserer Defizite. Das Selbstvertrauen und Selbstbewußtsein, unserer selbst wegen und nicht wegen der Attribute geliebt zu werden, ist rar und fehlt vielen. Das ist verständlich, denn wir wissen, daß wir uns bisher nicht so entwickelt haben, wie wir es könnten. Die unausbleibliche Folge ist der Anspruch auf Besitz des »geliebten« Menschen, auf die Fixierung. Denn so wie auch nur ein Bruchteil der verschütteten Sehnsüchte mit *einem* Menschen erlebt wird, reagieren wir typisch angstvoll. Verstrickt in die Meinung, dieses »positive« Erleben der zumeist eingeschränkten Zuwendung, Aufmerksamkeit, Nähe, Zärtlichkeit, Erregung und Sexualität wäre nur mit diesem einen Menschen möglich, werden wir abhängig. Nur wenige erkennen überhaupt die Mechanismen des Selbstbetruges. Wenn sie selbst stehenbleiben und sich in ihren positiven Formen der Verständigung, zu denen als Ausdruck der Persönlichkeit auch Sexualität gehört, nicht weiterentwickeln, können sie immer nur den Grad an Intensität erleben, für den sie sich öffnen. Froh, trotz ihrer Unoffenheit und relativen Menschenscheu mindestens eine Person gefunden zu haben, die ein Mindestmaß an Zuwendung gewährleistet, werden die nur noch als Rudimente vorhandenen Sehnsüchte auch noch aus dem Bewußtsein gedrängt. Die schon beschriebenen Rituale ersetzen äußerst ungenügend die notwendige Entwicklung. Die Neugierde auf Neues, auf noch mehr Felder, die aus dem wachsenden gegenseitigen Vertrauen zusammen beschritten werden könnten, wird durch Phlegma, Duldsamkeit und Selbstbetrug brutal beschnitten. Was bleibt, ist Zuwendung, weil »es dazugehört«. Bei der Zärtlichkeit und dem Geschlechtsakt wird in der Dunkelheit des Schlafzimmers der Frust der Realität lautlos durch Phantasien überdeckt. Sowohl die Zärtlichkeit als auch das »miteinander Schlafen« findet in Wirklichkeit nur mit der Phantasiegestalt statt. Selbstbetrug und Manipulation sind die Regel. Wenn in einer bisher nicht veröffentlichten Untersuchung (1989) des Instituts für interdisziplinäre Sexualforschung (Hamburg) nur vier Prozent aller sexuell aktiven Paare angeben, sich während der Erregung in die Augen zu schauen, zeigt dies nicht so sehr die Phantasielosigkeit der Deutschen, sondern ist eher ein Spiegelbild der Angst vor Nähe und Intensität, mangelnden Vertrauens und der Befürchtung, die Probleme mit sich selbst und der Betrug am anderen könnten entdeckt werden.

Liebe, Sexualität und echte menschliche Kommunikation, die auf gegenseitiges Kennenlernen und Verstehen aus ist, bedeutet immer einen zweiseitigen Prozeß, der sich im Fluß, in der ständigen Weiterentwicklung befindet. Wir wollen lieben und geliebt werden, verwechseln aber diese mögliche zweckfreie Liebe — die einfach aus der gegenseitigen Faszination entstehende Freude, einen zeitlich nicht festgelegten Zeitraum des Lebens auf parallelen Wegen mit vielen Überschneidungen gehen zu wollen — mit Besitztum und all den daraus entstehenden irrealen Gefühlen der Eifersucht, des Neides, der Selbstaufgabe und der Fixierung. Anstatt Stärken im liebevollen Angebot weiterzugeben und ständig zu versuchen, Schwächen durch Wahrnehmungen, Erkenntnisse zu verringern und in Stärken umzuwandeln, haben wir Angst, uns anderen Menschen gegenüber zu öffnen. Liebe aus der Selbstliebe heraus und aus Zuneigung anderen gegenüber, weil man sich als Gleicher unter Gleichen fühlt — als Angebot und nicht als Verpflichtung, aus Freude und nicht aus Dankbarkeit —, kommt ohne Besitzanspruch aus. Das Wissen, den Lebensweg nicht in der Abhängigkeit von einem Menschen — die bis zur emotional-sexuellen Hörigkeit führen kann — gehen zu müssen, sondern mit der Überzeugung, lieben zu können und wegen seiner eigenen entwickelten Fähigkeiten auch geliebt zu werden, gibt die Freiheit, sich auch vom »Liebespartner« zu lösen, wenn ein Verstehen und Weiterentwickeln nicht mehr möglich erscheint. Dies bedeutet keinen Freibrief für Promiskuität, den häufig wechselnden Geschlechtsverkehr ohne feste Bindung oder die erlaubte Konsumierung von Menschen, weil man weiß, durch welche Fähigkeiten andere Menschen sich in einen verlieben. Denn ein Mensch, der liebt, ist automatisch verantwortungsvoll und an einer Zerteilung von Individuen entsprechend seiner Bedürfnisse nicht interessiert.

Diese *Entzauberung* der Liebe mag auf den ersten Blick weh tun, erschrecken und Ablehnung hervorrufen. Und auf den zweiten Blick? In einer Welt, in der durch hemmungslosen

Konsum, durch Besitz, Abgrenzung und Ausgrenzung, durch Aus- und Benutzung von Wasser, Luft, Erde, Pflanzen, Tieren und Menschen die Lebens- und Liebesbedingungen durch den sogenannten Fortschritt immer schlechter werden und sich Mann und Frau nur durch die Schaffung künstlicher Bedürfnisse vermeintlich besser, wohler und glücklicher fühlen, wird es Zeit, nicht auf eine Veränderung von oben zu warten, sondern bei sich selbst und der direkten Umwelt anzufangen. Einen humanen und damit auch sozialen Umgang mit sich und anderen zu entdecken und während des ganzen Lebens weiterzuentwickeln und weiterzugeben, ist keine Utopie, sondern vielleicht der einzige Weg zu einem realen Glück. Gelockt und belohnt wird einerseits mit einer Menschenliebe, die uns unabhängig von Geschlecht und Alter durch den Augenausdruck, die Nähe, Berührungen und Sprache entgegengebracht wird — gekoppelt an die Freude über Reaktionen der anderen auf Zuneigung, Offenheit und Verständnis. Andererseits werden wir in unseren Beziehungen mit einer Vertrautheit, Innigkeit und Sexualität belohnt, die von der Intensität her mit vielem vergleichbar ist: mit dem freudig-lustigen Spielen in der Sandkiste, einer engen Umarmung in einer sternenklaren Nacht, in der zwei Augenpaare sich in sich und der Weite des Himmels verlieren, der Zärtlichkeit, die in einer zeitlupenartigen Berührung über die Poren, Härchen, Adern und Venen der Haut den ganzen Menschen entdeckt und nicht zuletzt mit der Ekstase, in der die Gesichter so seltsam entspannt erscheinen und doch fremdartig verzückt. Das Wichtigste ist das angespannte Erstaunen über die Intensität möglichen Erlebens, welches sich in Tränen der Freude und einem Lachen über die Unfaßbarkeit sinnlicher Gefühle und gelebter Sehnsüchte löst.

Diese Revolution steht noch aus. Nicht die Veränderung unserer Umwelt, sondern von uns selbst führt zu einer Entwick-

lung unserer Fähigkeiten in Richtung Humanität und Menschenliebe. Wenn man es so formulieren will, muß eine Wandlung von der defizitären hin zu einer mündigen, ganzheitlichen Persönlichkeit stattfinden.
Wenn wir nicht warten, sondern bei uns selbst anfangen, die Differenz zwischen Sehnsüchten und der Realität dadurch zu verringern, daß wir nach dem kategorischen Imperativ von Immanuel Kant denken, leben, handeln und fühlen, indem (sinngemäß) jede unserer Handlungen in bezug auf uns und andere grundsätzlich so gut, überlegt, sinnvoll und positiv ist, daß sie für jeden Menschen empfehlenswert ist, werden wir nicht mehr in einer alltäglichen Manipulation im sexuell-emotionalen Bereich ausgesetzt sein. Dazu müssen wir aber verstehen, daß Leben und Lieben ein Prozeß ist, der einer ständigen Entwicklung unterworfen ist. Wir müssen bewußter leben, um Mündigkeit zu erreichen.
Wer will schon in Abhängigkeit, Angst und Frust als manipulierte Marionette leben?
Ich nicht mehr.